Karthick Sekar
Prabhu Manickam Nataranjan
Arva Kapasi

Manual clínico em odontologia cirúrgica oral e maxilofacial

Karthick Sekar
Prabhu Manickam Nataranjan
Arva Kapasi

Manual clínico em odontologia cirúrgica oral e maxilofacial

ScienciaScripts

Imprint

Any brand names and product names mentioned in this book are subject to trademark, brand or patent protection and are trademarks or registered trademarks of their respective holders. The use of brand names, product names, common names, trade names, product descriptions etc. even without a particular marking in this work is in no way to be construed to mean that such names may be regarded as unrestricted in respect of trademark and brand protection legislation and could thus be used by anyone.

Cover image: www.ingimage.com

This book is a translation from the original published under ISBN 978-620-2-05240-5.

Publisher:
Sciencia Scripts
is a trademark of
Dodo Books Indian Ocean Ltd. and OmniScriptum S.R.L publishing group

120 High Road, East Finchley, London, N2 9ED, United Kingdom
Str. Armeneasca 28/1, office 1, Chisinau MD-2012, Republic of Moldova, Europe
Printed at: see last page
ISBN: 978-620-7-69302-3

ÍNDICE

CAPÍTULO 1. PRODUTOS SANGUÍNEOS EM CIRURGIA ORAL E MAXILOFACIAL

O sangue na história

Já no ano 1000 a.C., na China, acreditava-se que "a alma estava contida no sangue". Os egípcios, por outro lado, banhavam-se em sangue para a sua saúde. Os romanos bebiam o sangue dos gladiadores caídos para ganhar força e vitalidade e para curar a epilepsia e tomavam banho no sangue que caía em cascata de um touro sacrificado.

Tipos de sangue mais comuns

- O+ve-38%
- O -ve-   07%
- A   +ve-34%
- A   -ve-06%
- B+ve-09%
- B-ve-02%
- AB+ve -03%
- AB-ve-01%

Os dadores de sangue do tipo O são conhecidos como dadores universais, os do tipo AB são conhecidos como receptores universais e os dadores de plasma AB podem dar a todos os tipos de sangue.

Colheita de sangue para transfusão

Para proceder à colheita de sangue, o dador deve estar em boa forma física e não apresentar qualquer indício de infeção. O sangue é colhido num saco de plástico estéril preparado comercialmente, com agulha e tubo de plástico, numa unidade estéril fechada. O dador deve estar deitado, com o manguito do esfigmomanómetro no braço, insuflado a 70/80 mmHg. Introduzir uma agulha A15 G na veia cúbica mediana e recolher 410 ml de sangue com 75 ml de solução anticoagulante CPD - Citrato de potássio e dextrose.

Armazenamento de sangue

- Frigorífico especial para bancos de sangue 4c +/- 2c
- Sangue total/células vermelhas - 2-6C até 35 dias - utilizar no prazo de 5 horas após a remoção do frigorífico
- Plaquetas -20-24C durante 5 dias
- Plasma fresco congelado (FFP) para 6 meses - utilizar no prazo de 4 horas após a descongelação
- Crioprecipitado -30C utilizar nas 4 horas seguintes à descongelação

Colheita de sangue para testes de agrupamento e compatibilidade (compatibilidade cruzada)

O passo principal é verificar a identidade do doente. A transfusão de plasma fresco congelado ou de plaquetas não requer testes de compatibilidade, mas o grupo sanguíneo do doente deve ser confirmado. As amostras de sangue devem ser armazenadas num frigorífico; as amostras permanecerão adequadas para testes de compatibilidade durante um máximo de cinco dias a partir da altura da colheita

Procedimento de controlo antes da transfusão

Depois de verificar a identidade do doente, deve assegurar-se que o produto é adequado e se destina ao doente. Os dados de identificação do doente devem coincidir com os dados de identificação do formulário do laboratório e o grupo sanguíneo do produto a transfundir deve corresponder ao grupo sanguíneo do doente. Antes de uma transfusão de glóbulos vermelhos, o resultado do teste de compatibilidade deve ser testado e verificado se o produto e o doente correctos foram utilizados para o teste. Caso o doente tenha anticorpos contra os glóbulos vermelhos, certifique-se de que o rótulo da unidade de glóbulos vermelhos indica a ausência dos antigénios correspondentes aos anticorpos detectados no doente. Examinar cuidadosamente o produto sanguíneo, verificando a integridade e a limpeza do recipiente. Se houver suspeita de hemólise, verificar se o plasma no tubo de teste de compatibilidade está vermelho. A presença de coágulos, gás ou uma cor violeta num produto de glóbulos vermelhos são sugestivos de contaminação bacteriana. A confirmação de que os controlos foram efectuados é feita através da assinatura do formulário de transfusão.

Administração de uma transfusão de sangue

Uma transfusão de glóbulos vermelhos deve começar nas seis horas seguintes à remoção da unidade do frigorífico. Se um produto de glóbulos vermelhos tiver estado à temperatura ambiente durante duas horas, não deve ser devolvido ao frigorífico para armazenamento, devendo ser transfundido ou eliminado. Antes de iniciar a transfusão, os sinais vitais do doente devem ser examinados e os produtos sanguíneos devem estar à temperatura ambiente antes da transfusão. Deve ser utilizado um conjunto de administração de sangue para transfundir todos os produtos sanguíneos (glóbulos vermelhos, plaquetas, plasma fresco congelado). Os glóbulos vermelhos são transfundidos lentamente (10 a 15 gotas/min) durante os primeiros 10 minutos, observando cuidadosamente o doente. Uma transfusão de uma unidade de glóbulos vermelhos não deve durar mais de seis horas. O mesmo kit de administração pode ser utilizado para transfundir várias unidades de glóbulos vermelhos sem interrupção (de acordo com a capacidade do filtro do kit de administração), mas recomenda-se que o kit de administração seja mudado ao fim de seis horas para reduzir o risco de contaminação bacteriana. Recomenda-se que as plaquetas sejam administradas através de um kit de administração de plaquetas especial. Registe a hora de início e de fim da transfusão de produtos sanguíneos nas notas do doente e confirme a conclusão da transfusão com a sua assinatura.

PRODUTOS SANGUÍNEOS

A terapia com componentes permite uma utilização mais eficiente do sangue. A unidade de sangue original é dividida em

Glóbulos vermelhos embalados (250cc),

Plaquetas (50cc),

Plasma (200cc).

O plasma pode ser armazenado como Plasma Fresco Congelado, posteriormente concentrado como Crioprecipitado (25cc), ou combinado com muitas outras unidades, purificado e processado num concentrado de fator de coagulação, como o Concentrado de Fator VIII. Mais recentemente, a tecnologia recombinante produziu concentrados de factores específicos (como o VII, VIII e IX). Os bancos de sangue estão a avançar para técnicas de ferese para captar maiores quantidades de produtos desejados (como plaquetas ou plasma) enquanto devolvem os outros componentes do sangue ao dador.

PLASMA FRESCO CONGELADO (FFP)

O FFP é preparado através da congelação do plasma de uma unidade de sangue a -30ºC nas 6 horas seguintes à dádiva. O volume recolhido é de aproximadamente 200 ml. Pode ser utilizado em deficiências de factores de coagulação, em que 1 ml de PFC aumenta 1% dos factores de coagulação. Após a utilização de 5 U de hemácias, combinar 2 U de FFP

CRIOPRECIPITADO

É obtido deixando o plasma congelado de uma única dádiva descongelar a 4-8o C e removendo o sobrenadante. O volume é de cerca de 20 ml e é armazenado a -40. Contém factores VIII, C, fator de Von Willebrand e fibrinogénio

CONCENTRADOS DE FACTOR VIII E FACTOR IX

Trata-se de preparações secas e congeladas de factores de coagulação específicos, preparadas a partir de grandes quantidades de plasma. São utilizadas para tratar doentes com hemofilia e doença de von Willebrand.

Os concentrados de factores de coagulação recombinantes são o tratamento de eleição para doentes com deficiências hereditárias de factores de coagulação. Cada 1 unidade de F8C/kg adiciona 2% de atividade de fator 8 e cada 1 unidade de F9C/kg adiciona 1% de atividade de fator 9.

CONCENTRADOS DE GRANULÓCITOS

Estes são preparados a partir de um único dador utilizando separadores de células. Por leucoferese de fluxo contínuo ou intermitente. São utilizados em doentes com leucopenia grave (inferior a 500/mm3) com provas definitivas de infeção bacteriana em que a terapêutica antibiótica falhou. Deve ser administrada durante pelo menos 4 a 5 dias

CONCENTRADOS DE FACTORES DE COAGULAÇÃO

Pode ser útil na CID e noutras situações em que o nível de fibrinogénio é muito baixo.

IMUNOGLOBULINA NORMAL

É preparado a partir de plasma normal. É utilizado em doentes com hipogamaglobulinemia, para prevenir infecções e em doentes com trombocitopenia imune.

IMUNOGLOBULINAS ESPECÍFICAS

Estas são obtidas de dadores com títulos mais elevados de anticorpos. Existem muitas preparações disponíveis, tais como anti-D, anti-hepatite-B e anti-varicela zoster.

ALBUMIN

Existem duas preparações, a albumina humana a 4,5% e a 20%. Soluções de albumina humana 4,5%, anteriormente denominada fração de proteínas plasmáticas. Contém 45g/L de albumina e 160 m mol/L de sódio e está disponível em frascos de 50, 100, 250 e 500 ml. Soluções de albumina humana a 20%, anteriormente designada albumina pobre em sal. Contém aproximadamente 200g/L de albumina e 130mmol /L de sódio e está disponível em frascos de 50 e 100 ml. As soluções de albumina são indicadas para o tratamento da hipoalbuminemia aguda grave e como fluido de substituição para a troca de plasma. A solução de albumina a 20% é particularmente útil para doentes com síndroma nefrótica ou doença hepática com excesso de fluidos e resistentes à diluição

O que é o sangue artificial?

O termo sangue artificial é um pouco enganador - nenhum produto está a ser concebido para substituir a função do sangue humano. A tecnologia de substituição do sangue divide-se em duas categorias principais

- expansores de volume - que apenas aumentam o volume sanguíneo (lactato de Ringer, solução salina normal, D5W (dextrose a 5% em água)) ou à base de colóides (Haemaccel, Gelofusin).

- terapêuticas de oxigénio - que substituem a capacidade natural do sangue de transportar oxigénio. à base de perfluorocarbonetos e à base de hemoglobina

SUBSTITUTOS IDEAIS DO SANGUE

- Falta de antigencidade
- Prazo de validade estável e semi-vida intra-vascular
- Praticamente livre de infecções e efeitos adversos
- Fácil de produzir em grandes quantidades
- Rentável

Perfluorocarbonetos

São derivados de um grupo de hidrocarbonetos em que os átomos de hidrogénio são substituídos por átomos de flúor. Os PFCs são quimicamente inertes devido à força das ligações carbono-flúor. É utilizado para criar sangue artificial durante as cirurgias. O processo de produção inclui Água, sais e fosfolípidos surfactantes são adicionados e emulsionados através de homogeneização a alta pressão e purificados através de altas temperaturas de vapor.

Os PFC comuns são:

- Perfluorodecalina

- Perflubrão

As vantagens dos PFCs são que não reagem com o oxigénio, permitem um transporte fácil do oxigénio para o corpo, permitem uma maior solubilidade do oxigénio no plasma e os PFCs minimizam os efeitos de factores como o pH e a temperatura na circulação sanguínea

As desvantagens dos PFCs são o facto de provocarem frequentemente sintomas semelhantes aos da gripe, que são muitas vezes causados pela fagocitose da emulsão de perfluorocarbonetos pelo sistema imunitário do organismo recetor. Os PFC podem levar a uma diminuição da contagem de plaquetas no sangue. Os produtos PFC não podem ser utilizados pelo corpo humano e têm de ser eliminados, o que demora cerca de 18-24 meses. Uma vez que os PFC absorvem o oxigénio de forma passiva, os doentes devem respirar a um ritmo linear para garantir a oxigenação dos tecidos.

Transportadores de oxigénio à base de hemoglobina (HBOC)

Os HBOC foram criados como um mecanismo para imitar o papel de transporte de oxigénio da hemoglobina no organismo. Foram desenvolvidas a partir de heamoglobina "livre de células" do sangue humano e animal após lise e centrifugação. Tem maior afinidade pelo oxigénio

Disaspirina:

HB reticulado (DCLHb) ou Heamassist da Baxter Health Care. O tetrâmero é fabricado a partir de sangue humano desatualizado e tem um prazo de validade de 9 meses congelado e 24 horas refrigerado. Intra vascular pode durar 2-12 horas e depende da dose. Os estudos da fase 11 aumentam a perfusão e o consumo de oxigénio no choque sético e em doentes críticos. Fase 111 procedimento coronário e de enxerto reduziu a necessidade de concentrado de glóbulos vermelhos.

Hemopure (HbOC-201)

É fabricado pela Biopure e forma polimerizada de Hb bovina. P-50 de 30mmHg. As vantagens incluem a disponibilidade e o armazenamento à temperatura ambiente. Tem uma semi-vida intravascular de 8-23 horas, dependendo da dose. Tem um prazo de validade de 36 meses à temperatura ambiente. Estudo de fase 111 como alternativa peri-operatória à transfusão de sangue vermelho em traumatismos, LM e tumores.

Polietilenoglicol (PEG) Hb

É fabricado pela Enzon e conjuga Hb bovina com P-50 normal. Utilizado principalmente na terapia do cancro para aumentar a oxigenação do tumor e aumentar a eficácia da radiação e da quimioterapia

COMPLICAÇÕES DA TRANSFUSÃO DE SANGUE

- Complicações imunitárias

o Reacções hemolíticas

- Reacções hemolíticas agudas

- Reacções hemolíticas retardadas

o Reacções não-hemolíticas

- Febril

- Uticário

- Anafilático

- Complicações infecciosas

o Hepatite

o SIDA

Reacções transfusionais agudas hemolíticas ou bacterianas

Pode ocorrer devido à infusão de pequenos volumes de sangue incompatível ou infetado. A maioria das transfusões de sangue ABO incompatível.

Os sinais e sintomas incluem O doente sente-se mal e agitado, a análise da urina revela hemoglobinúria, o doente sente dores nas costas, dor no local da infusão, falta de ar, rigores, hipotensão, oligúria e hemorragia no local da punção venosa.

O tratamento inclui a interrupção imediata da transfusão e a remoção do kit de administração. Verificar a unidade de sangue em relação à identidade do doente. Administrar um cristaloide intravenoso e colher sangue para determinação da hemoglobina plasmática, coagulação, hemocultura e agrupamento. Prescrever antibióticos de largo espetro, seguidos de monitorização da análise da urina e do ECG.

Reacções transfusionais hemolíticas tardias

Ocorre 5-10 dias após a transfusão. As características clínicas são geralmente mínimas, com pirexia ou icterícia possivelmente inexplicáveis e queda inexplicável da hemoglobina. A análise da urina revela urobilinogenúria. O tratamento consiste em verificar a função hepática, a coagulação e o rastreio de anticorpos nos glóbulos vermelhos.

TRANSFUSÃO NÃO HEMOLÍTICA

Reacções febris

Geralmente ocorre mais de 30 minutos após o início da transfusão. O doente sente-se geralmente bem, mas treme com uma temperatura <38,5 ºC. A tensão arterial é geralmente normal, o tratamento é Suspender a infusão e avaliar a possibilidade de se tratar de uma reação mais significativa. Reiniciar a transfusão a um ritmo mais lento, considerando a utilização de paracetamol.

Reacções urticariformes

1-3% das transfusões. A gestão inclui abrandar ou parar a taxa de transfusão. Administrar anticorpos iv, por exemplo, clorfeniramina 10-20 mg. Se não se registar mais nenhuma progressão, a transfusão pode prosseguir normalmente após 30 minutos. Devem ser tomadas precauções com anti-histamínicos profilácticos

ANAFILAXIA

Ocorre normalmente logo após o início da transfusão. Pode ser observada em doentes com deficiência de IgA que reagem à IgA transfundida e em doentes com colapso circulatório e broncoespasmo. A gestão inclui a interrupção da transfusão e a remoção do conjunto, a manutenção das vias respiratórias e a administração de oxigénio, seguida da administração de adrenalina, clorfeniramina e salbutamol. Se o doente for deficiente em IgA, qualquer transfusão adicional deve ser cuidadosamente planeada.

Complicações das transfusões Taxa de infeção:

1:3000 000

1:500 000

1: 100 000

Sobrecarga Circulatória Associada à Transfusão (TACO)

1% das transfusões são complicadas porTACO com sintomas como dispneia, hipertensão, crepitações, saturação de O2, risco de sobrecarga de volume, dificuldade respiratória, especialmente em doentes pequenos e/ou idosos. Pode ser evitada em grande parte através de uma atenção cuidadosa ao equilíbrio de fluidos

Lesão pulmonar aguda relacionada com a transfusão

É a terceira causa mais comum de morte por transfusão. 89% está associada a anticorpos granulócitos ou anticorpos HLA no dador. Os anticorpos do dador reagem com os glóbulos brancos do doente e agregam-se nos pulmões.

REFERÊNCIAS

- **MESTRADO DE CIRURGIA 2nd edition by Nyhus**
- **Textbook of Surgery 3rd edição de S.Das**
- **A Textbook of surgery 3rd edition by Bailey & love**
- **Williams Haematology 6th edition**

CAPÍTULO 2. RECONSTRUÇÃO ÓSSEA EM CIRURGIA ORAL E MAXILOFACIAL

INTRODUÇÃO

INDICAÇÕES PARA A RECONSTRUÇÃO:

Quando a continuidade do osso é perdida em consequência de:

> Tumores (benignos e malignos)

> Trauma

> Inflamação (Osteonecrose)

> Defeitos congénitos (por exemplo, Síndrome de Treacher-Collins

OBJECTIVOS DA RECONSTRUÇÃO -

MANIPULÁVEL

O principal objetivo da reconstrução mandibular é a restauração da continuidade, estética e recuperação funcional (mastigação e deglutição). Para além disso, tem como objetivo a reabilitação oclusal e a substituição simultânea de quaisquer defeitos nos tecidos moles.

- MAXILLA

A reconstrução maxilar é essencial para conseguir a separação das cavidades nasal e oral e a estabilidade funcional. Também restaura o contraforte e os contornos médio-faciais

TIPOS DE DEFEITOS

CLASSIFICAÇÃO DOS DEFEITOS MANDIBULARES:

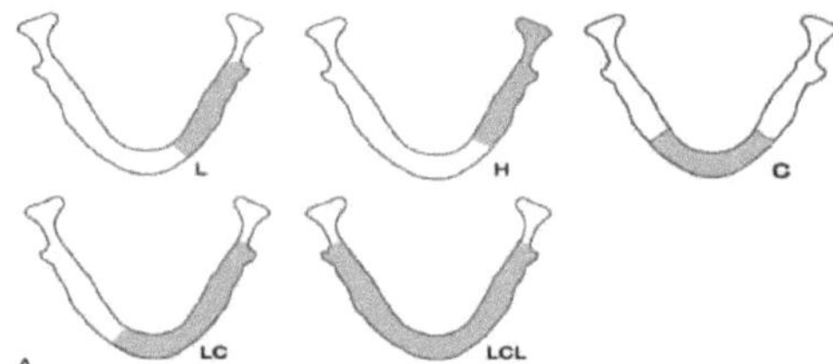

(Jewer DD, Boyd JB et al. Reconstrução orofacial e mandibular com retalho livre da crista ilíaca: uma revisão de 50 casos e um novo método de classificação. Plast Reconstr Surg 1989)

CLASSIFICAÇÃO DE CANTOR E CURTIS

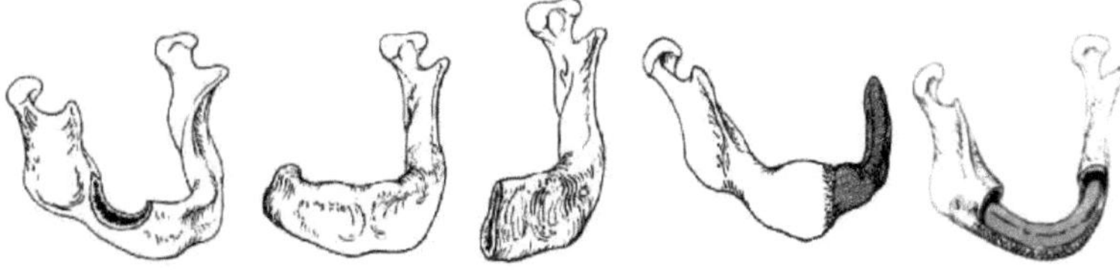

Classe 1: alveolectomia radical

Classe II: ressecção lateral da mandíbula distal à cúspide

Classe III: ressecção lateral da mandíbula até à linha média

Classe IV: reconstrução cirúrgica com enxerto ósseo lateral

Classe V: reconstrução cirúrgica com enxerto ósseo anterior

Classe VI: ressecção da porção anterior da mandíbula sem cirurgia reconstrutiva para unir os fragmentos

(Cantor R, Curtis T. Prosthetic management of edentulous mandibulectomy patients. JPD 1971)

CLASSIFICAÇÃO DOS DEFEITOS MAXILARES:

A CLASSIFICAÇÃO DE BROWN inclui dois elementos

> Componente vertical

> Componente horizontal

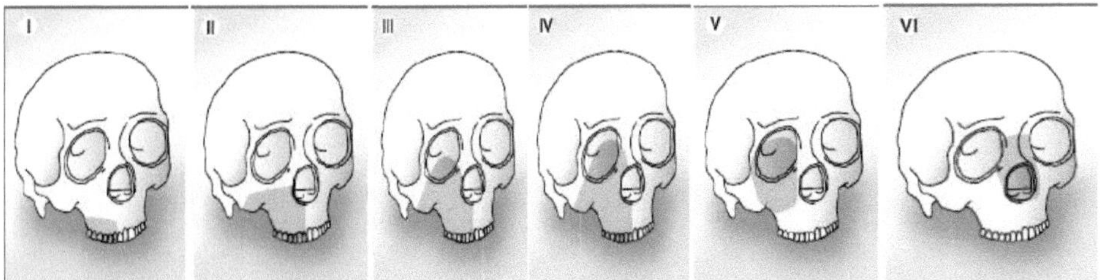

Classe I: maxillectomia sem fístula oroantral

Classe II: maxilectomia baixa (sem incluir o pavimento orbital ou o conteúdo

Classe III: maxilectomia alta (envolvendo o conteúdo orbital)

Classe IV: maxilectomia radical (envolve exenteração orbital)

Classe V: Defeitos órbito-maxilares

Classe VI: Defeitos naso-maxilares

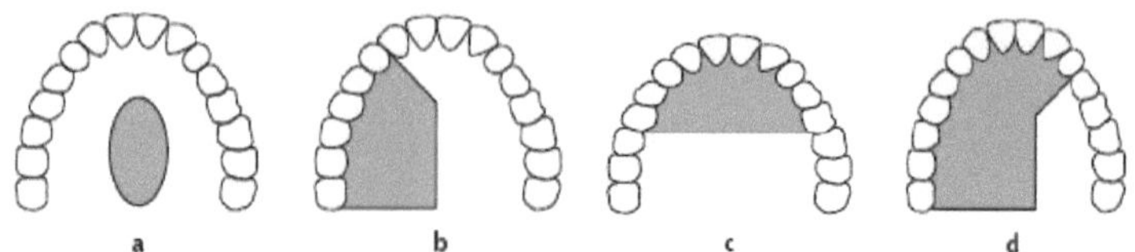

a : defeito palatal apenas; não envolve o alvéolo dentário

b: Defeito unilateral, inferior ou igual a %

c : Defeito anterior bilateral ou transversal inferior ou igual a %

d : mais de % de maxillectomia

(Brown J, Shaw R. Reconstrução da maxila e da face média: introdução de uma nova classificação. Lancet Oncol 2010)

CLASSIFICAÇÃO DE CORDEIRO:

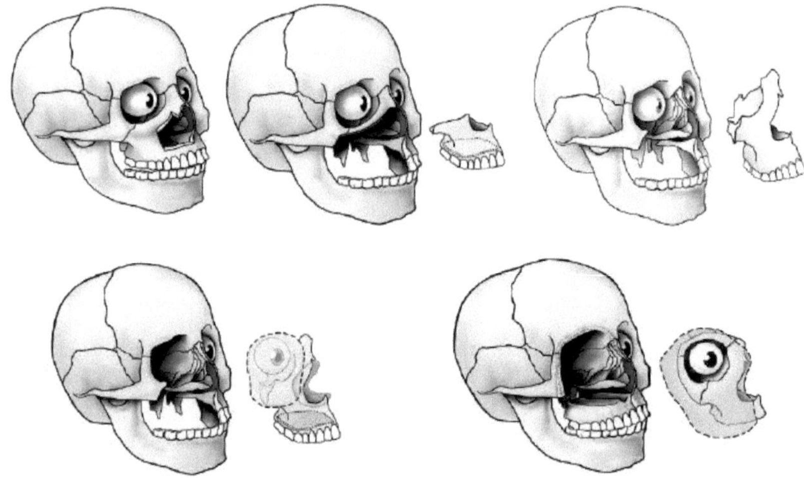

Tipo 1: maxillectomia limitada

Tipo II: maxillectomia subtotal

Tipo IIIa: maxillectomia total com preservação do conteúdo orbital

Tipo IIIb: maxilectomia total com exenteração orbital

Tipo IV : Orbito-maxilectomia

DISCUSSÃO:

OPÇÕES DE RECONSTRUÇÃO:

Existem vários métodos de reconstrução do maxilar

> Materiais aloplásticos:

o Placas de reconstrução mandibular

o Obturadores

> Enxertos ósseos livres

> Enxertos de medula esponjosa em partículas

> Enxertos ósseos pediculados

> Retalhos sem microvasos

PLACAS DE RECONSTRUÇÃO MANDIBULAR

Spiessl (1976) relatou pela primeira vez a utilização de placas de reconstrução para defeitos ablativos mandibulares.

São placas rígidas que são aplicadas ao longo do bordo inferior da mandíbula. O objetivo destas placas é reconstruir a ponte do defeito, estabilizar os fragmentos da fratura e manter o contorno facial

Estão disponíveis vários tipos diferentes de placas de reconstrução

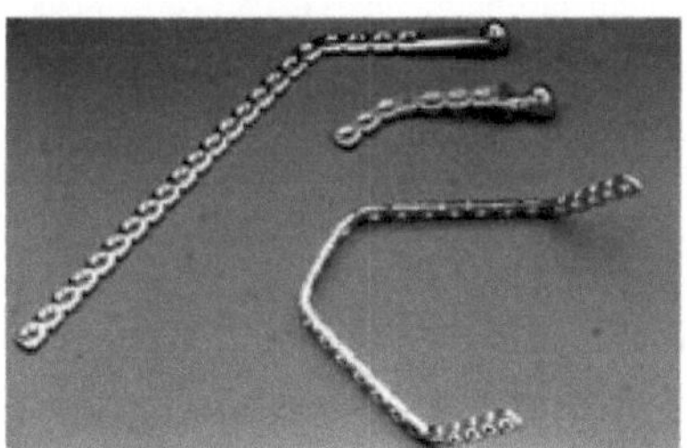

> Vitálio : Não maleável, difícil de dobrar e contornar

> Aço inoxidável: introduzido pela AO nos anos 70

Deficiências: afrouxamento do parafuso, fratura da placa

> Titânio :

o THORP (Titanium Hollow Osseointegrated Reconstruction plate) Parafuso oco - crescimento ósseo e osteointegração (estabilidade) Parafuso de expansão na cabeça do parafuso de titânio o Placa de reconstrução bloqueada de segunda geração (LRP) Cabeças de parafuso roscadas em vez de parafusos de expansão

> Avanços recentes - Sistemas de placas pré-dobradas

DESVANTAGENS DAS PLACAS

Embora as placas e os parafusos sejam amplamente utilizados para a fixação e reconstrução de fracturas, existem alguns efeitos adversos da sua utilização. Estes incluem a exposição da placa, a dispersão da radiação, a imprecisão na visualização da radiografia e a impossibilidade de reabilitação funcional.

A aplicação atual das placas é em conjunto com enxertos ósseos não vascularizados e vascularizados

(Okura M., Isomura E. Resultado a longo prazo e factores que influenciam as placas de ponte para a reconstrução mandibular. Oral Oncology 2005)

OBTURADORES:

> Modalidade de tratamento aceitável durante vários anos

> A cavidade da ressecção é revestida com um enxerto de pele dividido

> A retenção pode ser efectuada por:

o Implantes zigomáticos

o Dente retido

As vantagens dos obturadores incluem Cirurgia simples e mais curta, nova dentição imediata e restauração da aparência e vigilância da cavidade (?)

Existem algumas desvantagens que são: problemas de higiene meticulosa, instabilidade protética e comunicações oro-nasais e oro-antrais.

Vários estudos compararam a reconstrução com retalho microvascular e a obturação para defeitos maxilares, por exemplo, Genden et al - Arch Otolaryngol Head Neck Surg 2003, Rogers et al - JOMS 2003 e Moreno et al - Head Neck 2010

> Para defeitos palatais extensos - inteligibilidade da fala e dieta pós-operatória - melhor no grupo do retalho livre

ENXERTOS ÓSSEOS NÃO VASCULARIZADOS

Os enxertos ósseos não vascularizados foram as primeiras tentativas para colmatar defeitos da mandíbula. Sykoff (1900) utilizou pela primeira vez um enxerto ósseo livre da mandíbula contralateral. Foi altamente popularizado durante a Primeira Guerra Mundial com uma taxa de sucesso melhorada após profilaxia antimicrobiana e fixação com arame com MMF prolongado.

A sobrevivência dos enxertos livres depende da revascularização a partir dos locais receptores e da "substituição rasteira", que é a reabsorção óssea seguida de deposição. Os factores que afectam a sobrevivência dos enxertos livres são a sua orientação, a preservação periosteal, a fixação rígida do enxerto e a revascularização. A incapacidade de conseguir isto pode levar a infeção, irradiação e necrose

FONTES DE ENXERTOS LIVRES

ILIACCREST:

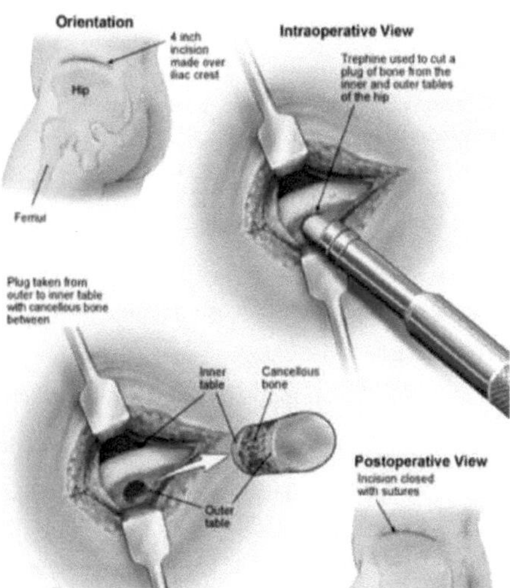

Retirar da crista anterior 30-60cc e da crista posterior - 70-90cc. As complicações incluem
Dor, perturbação da marcha e parestesia devido a perturbação do nervo femoral circunflexo lateral
ENXERTO COSTOCONDRAL

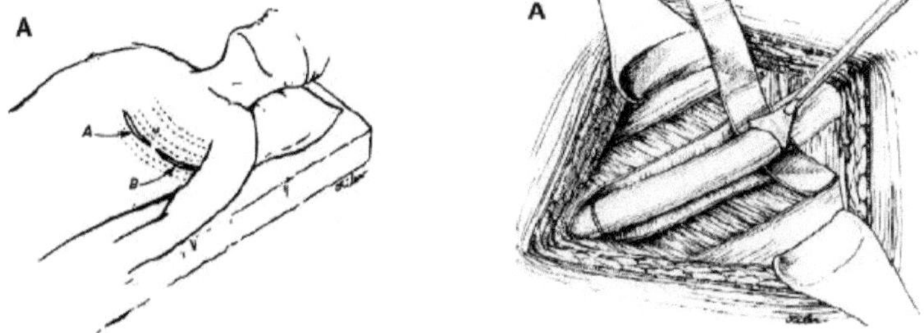

O enxerto costocondral foi descrito por Gillies 1920. Fornece 12-18 cm de osso e 1 cm de cartilagem retirados da costela de 5th a 7th.

É indicado para a reconstrução condilar (anquilose, patologia), reconstrução nasal (9th ou 10th costela), reconstrução do ouvido (microtia) e enxerto Onlay

As desvantagens associadas a estes produtos são a laceração pleural e o crescimento imprevisível

ENXERTO CALVARIAL:

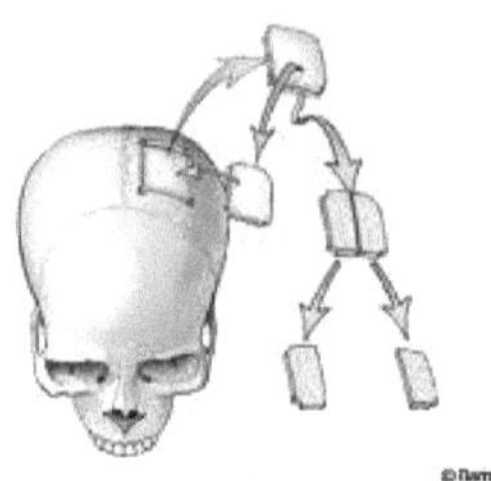

Estes são colhidos da mesa exterior da região parietal. Várias tiras de osso cortical de 3 cm podem ser sustentadas com poucas complicações e morbidade no local doador.

TIBIALGRAFT:

Foi descrita por Cantone 1992. Podem ser obtidos cerca de 25 cc de osso esponjoso

PEQUENOS RECURSOS

outras alternativas são o enxerto de queixo e o enxerto retromolar

REIMPLANTAÇÃO DE SEGMENTOS ÓSSEOS RESSECADOS

Foi introduzido por Marciani et al (1976) que afirmou que todas as células tumorais devem ser erradicadas, seguidas de liofilização a -20°C, dois ciclos. Procedimento secundário: esvaziamento, desengorduramento em clorofórmio/metanol, esterilização por óxido de etileno, irradiação com radiação beta

INDICAÇÕES ACTUAIS DOS ENXERTOS ÓSSEOS LIVRES:

Compreende os defeitos menores ou iguais a 5cm. As vantagens são a garantia de continuidade e a largura suficiente para a reabilitação oclusal

As desvantagens são a utilização limitada (não > 5 cm), não pode ser utilizada se não existirem tecidos moles circundantes ou em doentes com antecedentes de radiação

ENXERTOS DE MEDULA ÓSSEA ESPONJOSA EM PARTÍCULAS

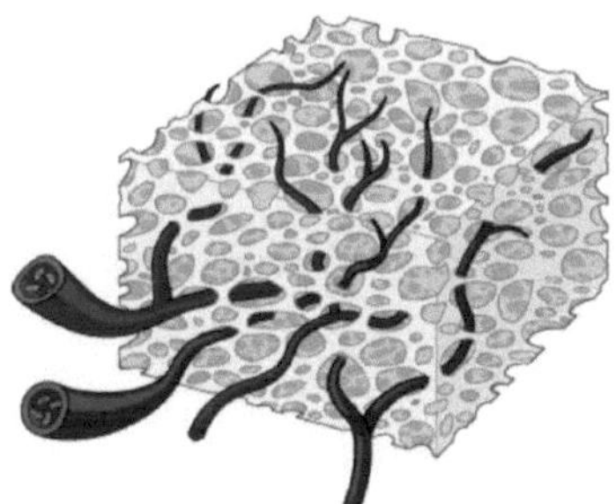

Figure 1 Cancellous bone graft revascularization occurs rapidly and completely, owing to its open architecture.

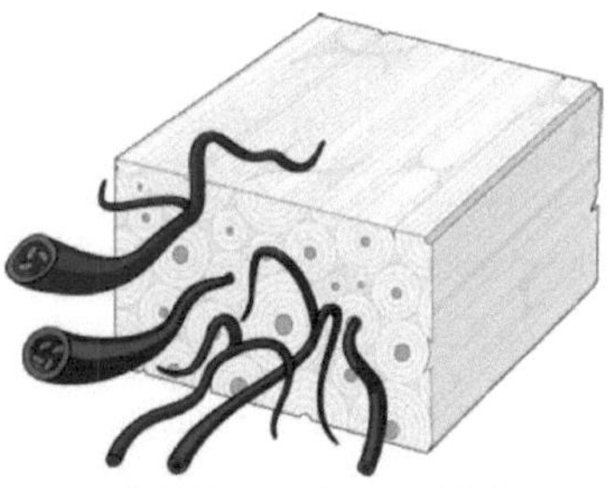

Figure 2 Cortical bone graft revascularization occurs slowly and incompletely, owing to its dense lamellar structure. Vessels must penetrate along haversian and Volkmann's canals.

Têm melhor sobrevivência do que o osso cortical. Pode ser extraído da crista ilíaca. Estes enxertos de osso esponjoso necessitam de um suporte devido à falta de coesão. O transportador pode ser aloplástico - metais (titânio), aloplástico - não metais (dacron, poli-L-lactido) ou alogénico (enxertos de costela). As vantagens destes enxertos são o seu potencial para a reconstrução anatómica, ganhando altura adequada, simetria e forma de arco e suportando implantes dentários.

As desvantagens são a reabsorção da remodelação, a deiscência e infeção da ferida e as complicações do sistema de contenção (infeção, extrusão)

ENXERTOS ÓSSEOS PEDICULADOS

As fontes são

> Costela pediculada: para o pectoralis major ou lattismus dorsi

> Clavícula pediculada: músculo esternocleidomastóideo

> Osso temporal pediculado: retalho do temporal

Algumas desvantagens são: o osso enxertado é demasiado fino e as taxas de necrose do retalho são elevadas

RETALHOS LIVRES MICROVASCULARES

FIBULA :

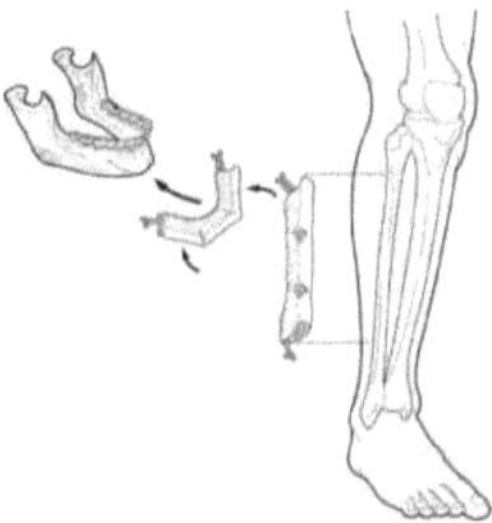

Estes são descritos por Hidalgo et al e é o padrão de ouro atual para a reconstrução de grandes defeitos mandibulares. É considerada uma segunda escolha em defeitos maxilares. As suas vantagens são o maior stock de osso, a mínima morbilidade no local do dador e a almofada de pele fiável. Embora algumas desvantagens sejam a lesão do nervo peroneal comum que leva à queda do pé e complicações isquémicas (raras)

RETALHO LIVRE DA CRISTA ILÍACA

Foi descrita pela primeira vez por Taylor em 1982. É um padrão de ouro para a reconstrução maxilar (Tipo II, III IV) e para defeitos apenas ósseos na mandíbula (tumor benigno). As vantagens são um bom stock ósseo e contorno com uma abordagem de duas equipas. As vantagens adicionais são: local do dador oculto, pedículo adequado e volume de tecido mole.

As desvantagens referidas são a dor pós-operatória, as perturbações da marcha, a hérnia e a cicatrização

ANTEBRAÇO RADIAL (RETALHO CHINÊS)

Foram introduzidas por Yang em 1981 e por Muhlbauer no mundo ocidental e estão indicadas na reconstrução óssea da maxila tipo I - fasciocutânea, da maxila tipo II - osteocutânea e na reconstrução mandibular em doentes idosos com mandíbula edêntula (a almofada cutânea não é ideal)

No pré-operatório, recomenda-se a realização de um teste de Allen antes da cirurgia do retalho radial do antebraço. Neste teste, as artérias radial e ulnar são comprimidas e, em seguida, a artéria radial é libertada, sendo observada a área de eritema e branqueamento. Se a área branqueada for superior a metade, este retalho não deve ser utilizado

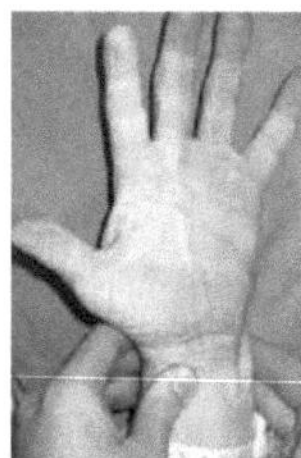

As vantagens deste retalho são uma abordagem em duas equipas e um pedículo longo. As desvantagens são: risco significativo de fratura do osso radial, enxerto de pele no local doador, osso muito limitado e lesão do nervo cutâneo dorsal.

RETALHO OSTEOCUTÂNEO DA ESCÁPULA

Descrito por Swartz et al (1986) e até 14 cm da escápula lateral podem ser transferidos. Indicado principalmente para defeitos compostos combinados (por exemplo, língua, pavimento da boca, mandíbula, pele). As vantagens incluem retalho composto com cobertura extensa, bom comprimento e diâmetro do pedículo e baixa morbilidade da zona dadora. As desvantagens são a impossibilidade de colheita simultânea e a existência de osso fino que pode ser insuficiente em comprimento

TOMADA DE DECISÕES: ESCOLHA DA RECONSTRUÇÃO:

O fator mais importante para o êxito de qualquer tratamento é a tomada de decisão quanto à abordagem a aplicar. Os factores a considerar antes de decidir o método de tratamento são o tamanho do defeito (<5 cm - enxerto livre), o tipo de defeito, a localização do defeito, o estado dos tecidos circundantes, os antecedentes de irradiação, as comorbilidades médicas e o prognóstico do doente

RECONSTRUÇÃO DA MANDÍBULA :

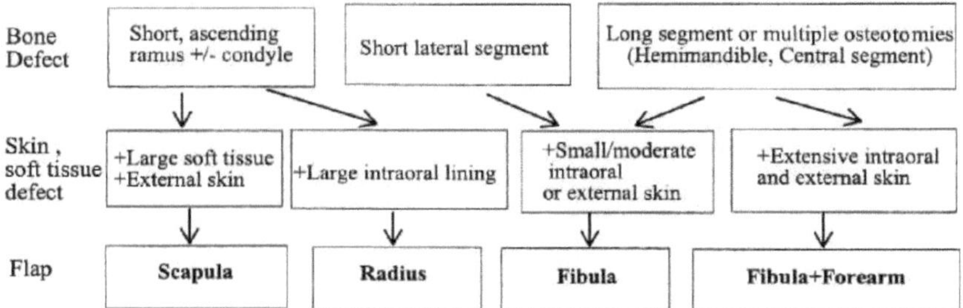

(Disa JJ, Cordeiro PG. Reconstrução da mandíbula com cirurgia microvascular. Seminários em Oncologia Cirúrgica 2000)

RECONSTRUÇÃO DA MAXILA:

	I	II	III	IV	V	VI
Obturation	+	+	–	–	–	–
Local pedicled flaps						
Temporoparietal, temporalis	+	+ (b)	–	–	–	–
Soft-tissue free flaps						
Radial, anterolateral thigh	+	+ (a,b)	–	–	+	–
Rectus abdominus, latissimus dorsi	–	–	–	+	–	–
Hard-tissue or composite flaps						
Radial	+	+ (b,c)	–	–	+	+
Fibula	–	+	–	–	–	–
DCIA/internal oblique	–	+	+	+	–	–
Scapula	–	+	+	+	–	–
TDAA (with scapula tip)	–	+	+	+	+	+

Letters (a,b,c) refer to the horizontal classification (figure 1). +=recommended. –=not recommended. DCIA=deep circumflex iliac artery (supplies the iliac crest). TDAA=thoracodorsal angular artery (supplies the scapula tip).

Table 3: Recommended method of reconstruction, according to classification of midface and maxillary defect

AVANÇOS RECENTES:

OSTEOGÉNESE DE DISTRACÇÃO DO DISCO DE TRANSPORTE

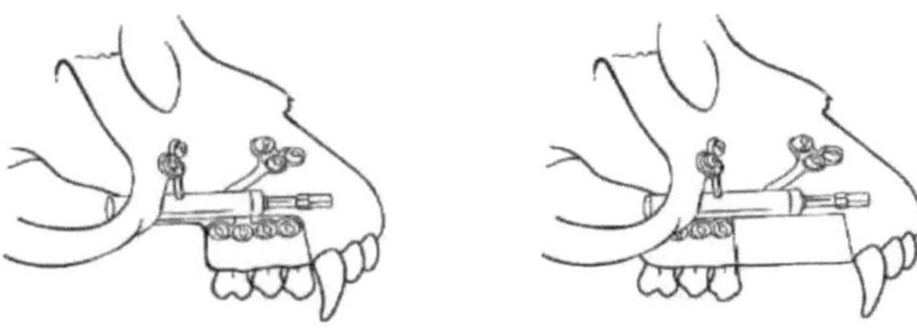

A osteogénese de distração é um processo biológico de geração de novo osso através da tração gradual dos segmentos ósseos divididos. Esta abordagem evita totalmente a morbilidade do local do dador. Existem dispositivos metálicos que substituem o osso doente, são fixados com cimento ósseo na cavidade medular do osso saudável remanescente e deixados a gerar novo osso ao longo de um certo período de tempo.

(Goh BT et al. Substituição do côndilo e do ramo ascendente por uma endoprótese modular em Macaca Fascicularis. J Oral Maxillofac Surg 2009)

ENDOPRÓTESES MODULARES

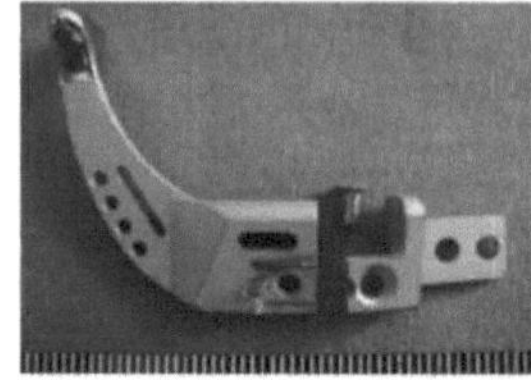 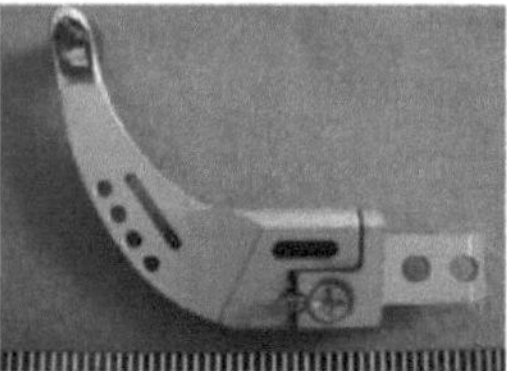

ENGENHARIA DE TECIDOS

Foram relatados dois casos, que incluem o neocôndilo preparado a partir de células estaminais mesenquimais de rato (Alhadlaq et al JDR 2003) e a mandíbula com engenharia de tecidos (Warnke et al Biomaterials 2006)

CONCLUSÃO

Existe um vasto leque de opções reconstrutivas para a reconstrução do maxilar humano, pelo que a decisão deve ser tomada individualmente, em função das necessidades do doente.

REFERÊNCIAS

1. Cirurgia da boca e dos maxilares. J. R. Moore.

2. O papel do enxerto ósseo imediato no trauma facial. Controvérsias em cirurgia oral e maxilofacial. Philip Worthington & John R. Evans.

3. Reconstrução mandibular com enxertos de medula óssea esponjosa particulada: Factores que resultam numa reconstrução previsível da mandíbula. Controvérsias em cirurgia oral e maxilofacial. Philip Worthington & John R. Evans.

4. Reconstrução do rebordo com hidroxiapatita: uso e uso incorreto. Controvérsias em cirurgia oral e maxilofacial. Philip Worthington & John R. Evans.

5. Enxerto ósseo craniano do esqueleto facial. Controvérsias em cirurgia oral e maxilofacial. Philip Worthington & John R. Evans. 1994 : 620 - 636.

6. Filosofia e particularidades do enxerto ósseo autógeno. Enxerto autógeno em cirurgia oral e maxilofacial. Robert Bruce Macintosh. Clínicas de Cirurgia Oral e Maxilofacial da América do Norte. novembro de 1993: 5 : 4: 599 - 612.

7. Alan E. Seyfer & Jeffrey O. Hollinger. Bone repair and regeneration (Reparação e regeneração óssea). Clinics in Plastic surgery. Jul 1994: 21: 3.

CAPÍTULO 3. AVANÇOS RECENTES NO DIAGNÓSTICO DO CANCRO ORAL

CÂNCER

O cancro é uma doença maligna que se desenvolve a partir de células displásicas, cresce muito rapidamente e continuamente, infiltra-se e invade localmente e tem tendência para metastizar.

O CANCRO É UMA PERTURBAÇÃO DO CRESCIMENTO DAS CÉLULAS

As células normais crescem por divisão mitótica, mas devido a vários efeitos cancerígenos, o citoplasma e o núcleo são alterados, provocando o crescimento de células displásicas. Os genes são afectados devido às alterações bioquímicas da irritação, após o que os genes sofrem mutações e começam a proliferar continuamente. Este crescimento deve-se à atividade excessiva do gene promotor de crescimento ou à disfunção do gene supressor. Como resultado, a multiplicação das células e o crescimento das células tornam-se um processo contínuo e este crescimento excessivo é chamado cancro.

CÂNCER ORAL?

O cancro oral é uma neoplasia maligna que se desenvolve a partir de células displásicas dos tecidos orais.

CARCINOMAS ORAIS

A etiologia do cancro oral ainda não é conhecida com exatidão. Mas existem vários factores predisponentes que são considerados como factores de risco para o desenvolvimento do cancro oral. Os carcinomas orais desenvolvem-se em:

- Espontaneamente numa mucosa normal, num indivíduo saudável.

- Lesões pré-cancerosas e afecções da mucosa

- Desenvolve-se nos ossos maxilares

- Carcinoma metastático Estende-se a partir de partes vizinhas

O American Joint Committee on Cancer (AJCC) designou o estadiamento pela classificação TNM.

(Tamanho do tumor, Tamanho dos gânglios linfáticos, Metástases à distância)

Tumor primário (T)

▶ TX: O tumor primário não pode ser avaliado

▶ TO:Sem evidência de tumor primário

▶ Tis: Carcinoma in situ

► T1: Tumor com 2 cm ou menos na maior dimensão

► T2: Tumor com mais de 2 cm mas não mais de 4 cm na maior dimensão

► T3: Tumor com mais de 4 cm na maior dimensão

► T4: Tumor maciço com mais de 4 cm de diâmetro com envolvimento do antro, músculos pterigóides, base da língua ou pele.

Gânglios linfáticos regionais (N)

► NX: Os gânglios linfáticos regionais não podem ser avaliados.

► NO: Sem metástases nos gânglios linfáticos regionais.

► N1: Metástases num único gânglio linfático ipsilateral, com 3 cm ou menos na maior dimensão.

► N2: Metástases num único gânglio linfático ipsilateral, com mais de 3 cm mas menos de 6 cm de maior dimensão; ou em múltiplos gânglios linfáticos ipsilaterais, nenhum com mais de 6 cm de maior dimensão; ou em gânglios linfáticos bilaterais ou contra-laterais, nenhum com mais de 6 cm de maior dimensão.

► N3: As metástases têm mais de 6 cm na maior dimensão.

Metástases à distância

► MX: As metástases à distância não podem ser avaliadas.

► MO: Sem metástases à distância

► M1: Metástases à distância.

Stage 1	T1 N0 M0
Stage 2	T2 N0 M0
Stage3	T3 N0 M0 or T1,T2, or T3, N1 M0
Stage 4	Any T4 lesion, or Any N2 or N3 lesion, or Any M1 lesion

LESÕES PRÉ-CANCEROSAS DA BOCA

Tecido morfologicamente alterado no qual é mais provável a ocorrência de cancro do que no seu equivalente aparentemente normal.

► Leucoplasia

► Eritroplasia

► Queratose da bolsa de tabaco

DOENÇA PRÉ-CANCEROSA DA BOCA

Estado generalizado do corpo que está associado a um aumento significativo do risco de cancro.

► Fibrose oralsubmucosa

► Estomatite por nicotina

Incidência e sobrevivência do cancro da boca ou da faringe

São diagnosticados anualmente cerca de 30 000 novos casos, com cerca de 8 000 mortes por ano. A taxa de sobrevivência aos 5 anos é de 50%. A deteção precoce pode salvar vidas. A sobrevivência de 5 anos para a doença localizada é de 76% e a sobrevivência de 5 anos para a doença metastática é de 19%.

Os cancros orais estão frequentemente associados ao desenvolvimento de múltiplos tumores primários. A taxa de segundos tumores primários nestes doentes é de 3 a 7% por ano, e é mais elevada do que em qualquer outra neoplasia maligna.

Teoria da cancerização do campo por Slaughter:

Esta teoria afirma que múltiplos tumores primários individuais se desenvolvem independentemente no trato aerodigestivo superior como resultado da exposição crónica do epitélio da mucosa de revestimento a agentes cancerígenos.

A causa mais comum de insucesso do tratamento e de morte nos doentes com cancro oral é o seu segundo tumor primário. A fraca sobrevivência entre os doentes com cancro oral também pode ser atribuída ao grau avançado da doença no momento do diagnóstico, com mais de 60% dos doentes a apresentarem-se nos estádios III e IV

Diagnóstico do cancro oral

- Rastreio

- Diagnóstico definitivo

Ferramentas de rastreio desenvolvidas para a deteção precoce do cancro oral

- Exame oral

- Cloreto de tolonio ou corante azul de toluidina

- Citologia

- Citologia esfoliativa

- Kits de biópsia oral com escova CDx,

- ViziLite

- Diagnóstico salivar

- Sistemas de imagiologia ótica de tecidos

- Biomarcadores

Visão geral do exame

O exame da cabeça e do pescoço deve fazer parte da rotina dos exames dentários e médicos. Deve ser feito um historial do consumo de álcool e de tabaco, com acompanhamento dos sinais suspeitos. Achados como leucoplasia e eritroplasia são considerados sinais de alerta e devem ser acompanhados regularmente. Outros sinais como nódulo ou espessamento dos tecidos moles orais, dor ou "caroço" na garganta, dificuldade em mastigar ou engolir, dificuldade em mover a mandíbula ou a língua, dormência da língua ou da boca ou inchaço da mandíbula são também possíveis sinais de alerta que devem ser objeto de uma avaliação mais aprofundada.

Coloração vital

O cloreto de tolutim, também conhecido como azul de toluidina, é um corante metacromático que cora clinicamente as células malignas, mas não a mucosa normal. Adicionalmente, a solução aquosa de fenotiazina a 1% seguida de ácido acético a 1% para descolorar a lesão e o tecido anormal retém o corante azul

O mecanismo de ação destes corantes é que o corante pode ser absorvido pelos núcleos das células malignas, manifestando um aumento da síntese de ADN. Outra hipótese é que o corante pode penetrar através de células tumorais dispostas aleatoriamente.

ViziLite

O ViziLite é uma ferramenta de rastreio do cancro oral e NÃO uma ferramenta de diagnóstico. É um dispositivo de rastreio que pode ajudar o médico a visualizar mais facilmente as lesões suspeitas. O conteúdo do kit ViziLite inclui:

- Dispositivo quimioluminescente

- 30 ml de ácido acético

- Suporte/retractor de bastão luminoso

- Procedimento ViziLite

Para utilizar o ViziLite, em primeiro lugar, o doente é lavado com ácido acético a 1% durante 1 minuto. Em seguida, ativar o dispositivo dobrando a cápsula exterior para quebrar o frasco interior, agitar a cápsula para misturar o conteúdo, seguido da inserção da cápsula na unidade de retração. Diminuir a iluminação da sala e, em seguida, inspecionar visualmente a cavidade oral utilizando o dispositivo

O mecanismo de ação do ViziLite consiste em fazer com que o aumento da densidade nuclear e o aumento do rácio nuclear/citoplasmático reflictam a luz. Depois de o doente ser lavado com uma solução diluída de ácido acético, os núcleos densos do tecido epitelial escamoso anormal reflectem a luz e aparecem brancos quando vistos sob uma luz difusa de comprimento de onda de baixa energia. O epitélio normal absorve a luz e aparece escuro

Biópsia por escovagem OralCDx

Trata-se de uma análise assistida por computador de uma biópsia oral por escovagem. Avalia lesões de aspeto benigno. Apesar da sua elevada exatidão, não substitui a biopsia com bisturi. O OralCDx é o "Selo de Aceitação" da ADA. Para efetuar a biopsia por escovagem, colocar a escova contra a lesão e rodar a escova 10 vezes (sangramento). Em seguida, transferir o material celular para uma lâmina e aplicar imediatamente o fixador. Deixar a lâmina secar ao ar, colocar a lâmina numa embalagem postal pré-paga e enviar a amostra por correio para o laboratório. Os resultados interpretados pelo OralCDx são:

Sem anomalias celulares

Provas celulares definitivas de displasia epitelial ou carcinoma

Alterações epiteliais anormais que justificam uma investigação mais aprofundada

Existe controvérsia quanto à utilização do produto Oral CDx, uma vez que alguns estudos indicaram uma elevada taxa de falsos positivos e de falsos negativos. Uma biopsia formal continua a ser indicada se houver suspeita clínica de uma lesão, independentemente do resultado do Oral CDx.

Citologia esfoliativa

Isto inclui Exame microscópico das células

Dispositivos de imagiologia de tecidos

- Fotossensibilizadores

- Espectroscopia e fluorescência

- Microscopia Invivo

- Tomografia de coerência ótica

FOTOSSENSIBILIZADORES

A aplicação tópica ou sistémica de fotossensibilizadores pode tornar seletivamente fluorescentes os tecidos patológicos quando expostos a comprimentos de onda de luz específicos. Esta técnica tem sido amplamente utilizada para o cancro da pele e do esófago. A fluorescência induzida pode ser utilizada para identificar e delinear áreas de patologia.

Os medicamentos fotossensibilizadores são os seguintes

Ácido aminolevulínico (Ala),

Aminolevulinato de hexilo (Hexvix)

Aminolevulinato de metilo (Metvix)

Tetra meta-hidroxi-fenil-clorina (Mthpc)

Porfimer Sódico (Photofrin).

A fotossensibilização tem algumas limitações: só pode ser utilizada para a fotossensibilização sistémica, tem uma profundidade de penetração limitada, é necessário equipamento especializado de deteção e mapeamento da fluorescência e há falta de especificidade quando há inflamação ou tecido cicatricial.

ESPECTROSCOPIA

Este termo refere-se ao processo de medição da emissão e absorção de diferentes comprimentos de onda (espectros) de luz visível e não visível. A informação bioquímica pode ser obtida através da medição da absorção/reflectância fluorescência

Velscópio

O Velscope é um dos sistemas de imagiologia de fluorescência de tecidos. Na cavidade oral, a mucosa oral normal emite uma autofluorescência verde pálida quando observada através da peça de mão do instrumento, enquanto o tecido anormal apresenta uma autofluorescência diminuída e aparece mais escuro em relação ao tecido saudável circundante. Estudos demonstraram que o Velscope pode melhorar o contraste das lesões e

melhoram assim a capacidade do médico para distinguir entre lesões da mucosa e mucosa saudável.

Microscopia in vivo

A microscopia in vivo pode ser efectuada por imagem confocal ou multifotónica. Assemelha-se à avaliação histológica de tecidos, de forma não invasiva e sem corantes.

Algumas limitações da microscopia in vivo são o facto de ter um campo de visão muito pequeno, uma profundidade de penetração limitada de 250-500 µm, um custo elevado e a necessidade de conhecimentos especializados para operar esses sistemas.

Tomografia de coerência ótica

A OCT é uma técnica ótica de alta resolução que permite a obtenção de imagens não invasivas dos tecidos superficiais e subsuperficiais. Foi comparada concetualmente à ecografia. A OCT permite a obtenção de imagens estruturais em tempo real. A OCT baseia-se na interferometria de baixa coerência, utilizando luz de banda larga para obter imagens transversais e de alta resolução dos tecidos subsuperficiais. Com uma profundidade de penetração nos tecidos de 1 mm a 2 mm, a gama de imagens da tecnologia OCT é adequada para a mucosa oral. Os OCT demonstraram a capacidade de avaliar as características macroscópicas das estruturas epiteliais, subepiteliais e da membrana basal e mostram o potencial para uma resolução próxima do nível histopatológico e uma correlação estreita com o aspeto histológico.

A saliva como instrumento de diagnóstico

Os primeiros trabalhos de Wong e dos seus colaboradores identificaram as interleucinas 6 e 8 como biomarcadores preditivos do cancro oral.

Marcadores tumorais

Os marcadores tumorais são substâncias biológicas ou bioquímicas produzidas pelas células tumorais e segregadas no sangue, na urina ou noutros fluidos ou tecidos corporais. Podem ser produzidos pelo próprio tumor ou pelo organismo em resposta à presença de cancro ou de determinadas doenças não cancerosas.

Os tipos de marcadores tumorais incluem

Proteínas oncofetais

Proteínas placentárias

Hormonas

Enzimas

Catecolaminas

Oncogenes

Genes supressores de tumores

BIOPSIA

> Incisional

> Excisional

> FNAB

Biópsia sentinela

O princípio da identificação e biópsia do gânglio linfático sentinela (SLN) consiste em identificar a primeira estação de drenagem de uma determinada área anatómica na qual se encontra o tumor. As vantagens para os doentes são a remoção mais selectiva dos primeiros gânglios linfáticos de drenagem de um determinado local anatómico e uma menor morbilidade. Um exame histológico mais aprofundado dos gânglios permite uma maior taxa de deteção de micro-metástases.

Agentes utilizados para SLNB

Azul de metileno com I^{125}

Coloide de enxofre marcado com tecnésio^{99} (^{99} mTcSC)

Verde de indocianina

Imagiologia

As técnicas de imagiologia são utilizadas para determinar a extensão da doença e detetar a doença recorrente após a terapêutica

As técnicas de imagiologia incluem:

TC: Tomografia computorizada

MRI: Imagem por ressonância magnética

PET: Tomografia por emissão de positrões

Na TC, apenas 77% e na RM, 81% dos tumores são corretamente estadiados em comparação com a PET CT, 96%

PET scan

PET significa tomografia por emissão de positrões. Utiliza radiação, ou imagiologia de medicina nuclear, para produzir imagens a cores em 3 D dos processos funcionais do corpo humano. A máquina detecta pares de raios gama emitidos indiretamente por um traçador (radionuclídeo emissor de positrões) que é colocado no corpo numa molécula biologicamente ativa. As imagens são reconstruídas por análise informática. As máquinas modernas utilizam frequentemente uma radiografia por TC que é efectuada no doente ao mesmo tempo, na mesma máquina. A principal aplicação da PET/CT é a avaliação de doentes com cancro, utilizando o análogo da glicose 2-[18]fluoro-2-desoxi-D-glicose (FDG). As células cancerosas têm uma utilização aumentada da glicose e a PET/CT com FDG é utilizada para investigar o aumento do metabolismo da FDG nas células malignas em comparação com as células não malignas. A FDG PET/CT deve ser considerada em todos os doentes com tumores primários ocultos da cabeça e do pescoço. Especialmente naqueles com um risco elevado de metástases à distância. Em comparação com os métodos anatómicos, como a tomografia computorizada ou a ressonância magnética, a imagiologia metabólica utilizando FDG tem uma melhor precisão de diagnóstico para o cancro recorrente da cabeça e do pescoço. Em situações clínicas, a tomografia por emissão de positrões pode tornar-se a primeira escolha na estratégia de diagnóstico

(Ata Radiol. 2010 Dec;51(10):llll-9. Epub 2010 Oct 7.CT, MR, (18)F-FDG PET/CT, and their combined use for the assessment of mandibular invasion by squamous cell carcinomas of the oral cavity).

REFERÊNCIAS

Fong BP, Funk GF. Transferência de tecido ósseo livre em reconstrução de cabeça e pescoço. Reconstrução facial. Facial PlastPlastSurgSurg. 1999; 15

Coleman JRJrJr Conceitos actuais na reconstrução oromandibular. 1997 Ago; 30(4): 607

Wells MD, Edwards AL, Luce EA. IntraorallntraoralIntraoralreconstructive techniques. 1995Jan; 22(1): 91-108

CAPÍTULO 4. GESTÃO DE FLUIDOS E ELECTRÓLITOS EM DOENTES CIRÚRGICOS

Introdução

- Fisiologia
- Propriedades dos fluidos intravenosos comuns
- Equilíbrio prático de fluidos

PRINCÍPIOS DA FLUIDOTERAPIA

O princípio da fluidoterapia é manter a perfusão dos tecidos. Muitos trabalhadores salientaram que a vida na terra provavelmente surgiu no mar e que a água do corpo, que é o ambiente das células, é semelhante ao oceano antigo. Claude bernarde (1949) cunhou pela primeira vez o termo ambiente interno ou milieu interieur (Homeostasia).

Distribuição da água total do corpo:

l.Intracelularfluid28 L BWx0.4

2. Água corporal total 42 L BWx0,6

3. Líquido extracelular 14 L PBx0,2

4.lfluido intersticial 11 L BWx0.15

5.lfluido intravascular 3 L BWx0.05

Balanço hídrico diário

O total de líquidos ingeridos é de 1300 ml por dia, com perda de 100 ml nas fezes. As necessidades ideais para um homem de 70 kg são

10 kg x 100 ml/kg = 1000 ml 10 kg x 50 ml/kg = 500 ml

50kgx 20ml/kg = 1000 ml

2500 mls / dia

A COMPOSIÇÃO DOS COMPARTIMENTOS DE FLUIDOS SÃO:

Catiões	plasma	intersticial intracelular	
Na	140	146	12
K	4	4	150

Aniões plasma intersticial Intracelular

Cl	103	104	3	

HCO	24	27	10	
SO4	1	1	-	
HPO4	2	2	116	
Proteína	16	5	40	

DISCUSSÃO

As funções dos electrólitos são:

As funções dos electrólitos incluem a manutenção de solutos para a regulação do equilíbrio ácido-base e para manter a osmolalidade e o volume adequados. A concentração de certos electrólitos determina as funções fisiológicas específicas. As necessidades diárias de electrólitos são

Na+ 0,5-1,0 mmol/kg/dia

K+ 0,5-1,0 mmol/kg/dia

Classificação do fluido

Os fluidos podem ser classificados em:

1. Alterações

2. Volume

3. Extracelular

4. Intracelular

5. Concentração Perturbações da osmolaridade

6. Composição

7. Perturbações iónicas específicas

8. perturbações ácido-base

9. Alterações de volume

Excesso de ECF:

O excesso de ECF é causado por insuficiência renal iatrogénica, insuficiência cardíaca e doença de Cushings. Os sinais e sintomas são edema, aumento de peso e aumento da pressão arterial. O diagnóstico laboratorial mostra que o valor do hematócrito é baixo e o sódio na urina é baixo. O tratamento envolve o uso de diuréticos e a restrição da ingestão de líquidos e sódio.

Défice do ECF

O défice de ECF é causado pela perda de fluidos através do TGI, nos rins através do uso excessivo de diuréticos, perda do terceiro espaço devido a peritonite, ascite pós-operatória, queimaduras e diaforese. Os sinais e sintomas são pressão arterial postural e tonturas, oligúria. O diagnóstico laboratorial revela um valor elevado de heamatócrito, uma contagem elevada de proteínas e uma diminuição do sódio urinário. O tratamento é feito através da correção da causa subjacente e da substituição por soro fisiológico.

Líquido intercelular Excesso

O excesso de ICF é causado por doença renal, excesso de secreção de ADH, ICC e infusão excessiva de solução hipotónica. Os sinais e sintomas são do SNC (confusão mental, cefaleias, coma) e aumento da pressão intracraniana. O resultado do diagnóstico laboratorial mostra NA sérica <130mEq/L e o valor do hemócrito é normal. O tratamento inclui a restrição da ingestão de líquidos.

Défice de fluido intercelular

O défice na ICF deve-se a uma ingestão insuficiente de água (comatoso, incapacidade de engolir, período pós-operatório) e a uma perda excessiva de água. Os sinais e sintomas incluem contração celular (fraqueza, tetania, hiperpneia), rubor cutâneo, aumento da temperatura, oligúria e hipernatremia. O diagnóstico laboratorial indica sódio sérico acima de 145mEq/L e gravidade específica da urina aumentada. O tratamento recomendado é a reposição de água e a infusão de dextrose a 5%.

Equilíbrio de sódio

TROCA DE SÓDIO MÉDIAmEq/dia MÍNIMO MÁXIMOmEq/hr

Ganho-dieta50-90   075-100

Perda de pele10-60   0300

Urina 10-80 1   mEq/dia110-200

(mEq/l)

Intestino0-20   0300

Distúrbios do sódio

1) Hiponatrémia

Os problemas clínicos são devidos à disfunção do sistema nervoso central; aumento da pressão intracraniana, convulsões, coma, edema cerebral evidente. Leva a insuficiência renal oligúrica

2) Hipernatrémia

Comum em doentes em estado crítico que recebem NPT. Implica perda de água, os sintomas incluem inquietação, fraqueza, taquicardia. Correcta em 48-72 horas, dependendo dos sintomas.

O tratamento dos distúrbios de sódio reflecte-se na alteração do ECF e do ICF. Por conseguinte, se o Na e a água forem excessivos, deve ser tratado como um excesso de ECF (ou seja, utilizar diuréticos e restringir o Na e os fluidos). Se apenas o sódio aumentar, deve ser tratado como um défice da CIF (5% de dextrose em água destilada). Se o nível de sódio diminuir, deve ser tratado como excesso de CIF. A rapidez da correção depende dos sintomas.

Perturbações do potássio

A ingestão normal de potássio na dieta é de 50-100mEq. É o principal eletrólito da ICF, que é de cerca de 98%.

Hipercalemia

A hipercalemia é a condição em que o nível sérico de potássio é superior a 5,5 mEq/L. É causada por doença renal, causas iatrogénicas, doença de Addison e lesão por esmagamento. Os sinais incluem irritabilidade neuromuscular, náuseas, vómitos, alargamento do QRS cardíaco, T elevado e intervalo P-R prolongado. O tratamento emergente da hipercalemia pode ser efectuado com gluconato de cálcio (1 mg de 10%). Bicarbonato e glicose com insulina. O tratamento definitivo é a diálise

Hipocalemia

Níveis baixos de potássio são um problema comum em doentes cirúrgicos. A hipocalemia é referida quando o nível sérico de potássio é inferior a 3,5 mEq/L. É causada por excesso de excreção renal, movimento de iões de potássio para o interior da célula, nutrição parentérica com K+ inadequado e perda de secreção do TGI.

Os sinais incluem fraqueza muscular, tetania e alterações no ECG. O tratamento da hipocaliemia envolve cloreto de potássio líquido/comprimido por via oral, I/V com outros fluidos (não deve exceder 40mEq/L). Não deve ser administrado a uma pessoa oligúrica e nas primeiras 24 horas após um stress cirúrgico grave.

Deficiência de magnésio

É frequente em doentes cirúrgicos, diabéticos, alcoólicos e doentes com queimaduras que estão especificamente em risco. Anda de mãos dadas com a deficiência de potássio. O nível sérico está linearmente relacionado com a perda total. Os efeitos são de longo alcance, sendo as anomalias cardíacas as mais importantes. Os sinais de hipomagnesemia são semelhantes aos da hipocalcemia (irritabilidade neuromuscular, tetania). Sulfato de magnésio a 20 mEq/h para reposição aguda com monitorização rigorosa na UCI.

Anomalias do cálcio

Hipercalcemia - provoca alterações neuromusculares, dores nos flancos, cálculos renais e depressão do SNC. O tratamento para o aumento dos níveis de cálcio no organismo inclui solução salina e sulfato de sódio para provocar diurese, fosato IV/oral

Hipocalcemia

A hipocalcemia é a diminuição do nível de cálcio no organismo. Pode provocar sinais e sintomas como tetania, convulsões, hemorragia, sinal de Trousseau e sinal de Chvoestek. Como tratamento, pode ser administrado cálcio I/V ou oral - 1 a 1,5 g/dia e vitamina D.

Equilíbrio ácido-base

O pH ideal é ligeiramente alcalino, cerca de 7,35 - 7,45. Os pulmões e os rins contribuem para o mecanismo de tamponamento do pH corporal. O pH intracelular é tamponado por proteínas e fosfatos. O pH extracelular é tamponado pelo bicarbonato e pelo ácido carbónico. A equação de Henderson-Hasselbalch descreve a derivação do pH e a equação é expressa da seguinte forma

Ph = Pka + Log (Base)/

(Ácido)

Acidose respiratória

É descrita como retenção de dióxido de carbono {diminuição da ventilação alveolar} Inicialmente, a PCO2 aumenta e a concentração de bicarbonato mantém-se normal. A compensação da acidose respiratória é efectuada pelo sistema renal através da retenção de bicarbonato e da excreção de ácidos. É causada por pneumonia por obstrução das vias respiratórias, hipoventilação devido a dor de incisão abdominal, depressão do SNC, anestésicos, lesões, narcóticos e ventilação mecânica. Os sinais e sintomas são a diminuição da ventilação, cianose, inquietação e pulso irregular. Para tratar a acidose, o objetivo principal é melhorar a ventilação e aumentar a perfusão dos tecidos. Em segundo lugar, pode ser utilizada a pressão positiva intermitente (IPPB). Os tranquilizantes e os narcóticos diminuem a respiração e devem ser evitados

Alcalose respiratória

É descrita como uma perda excessiva de dióxido de carbono {aumento da ventilação alveolar} e o nível de PCO2 diminui com a elevação do pH. A compensação é efectuada pelo sistema renal através da excreção de bicarbonato e da retenção de ácidos. As causas incluem hiperventilação devido a dor, hipóxia, lesão do SNC e ventilação assistida. Os sinais de alcalose são hiperventilação, cefaleias, vertigens, tetania, espasmo carpopedal e síncope. As opções de tratamento são a sedação com tranquilizantes, o tratamento com CO2, a contenção voluntária da respiração e a máscara de reinalação

Acidose metabólica

É definida como a retenção de ácidos fixos ou a perda de bicarbonato de base. A fisiopatologia da acidose é a diminuição da concentração plasmática de bicarbonato e do pH. O aumento da frequência pulmonar e da profundidade da respiração é o mecanismo de compensação da acidose. Pode ser causada por diabetes, acumulação de ácido lático e inanição, apresentando sinais como dores de cabeça, náuseas, vómitos, diarreia e respiração de Kussmauls. Pode ser tratada de acordo com a causa subjacente, utilizando bicarbonato 1-3 ampolas (50mEq NAHC03/ampola), monitor do nível de K, soro fisiológico isotónico iv, dextrose a 5% em soro fisiológico a 0,45%, lactato e bicarbonato de sódio. Os doentes com diabetes mellitus podem ser tratados com corpos cetónicos inferiores à insulina. A poliúria leva a um défice de ECF, pelo que pode ser tratada com fluidos e electrólitos

Alcalose metabólica

Definida como perda de ácidos fixos, ganho de bicarbonato de base e depleção de potássio.

O mecanismo de compensação consiste em diminuir o nível de k&Cl. O mecanismo pulmonar actua mais rapidamente, diminuindo a frequência e a profundidade da respiração, enquanto o sistema renal actua comparativamente a um ritmo mais lento.

As causas da alcalose incluem a ingestão de bicarbonato de sódio em excesso, vómitos em excesso, entubação do tubo gastrointestinal, diuréticos e hipercalcemia. Os sinais e sintomas são respiração superficial, vómitos, diarreia, inquietação e contração das extremidades. O tratamento recomendado é a reposição da perda excessiva de K e Cl, banana, ervilha seca, feijão, batata cozida por via oral, Diamox - excreção de bicarbonato e soluções acidificantes como cloreto de amónio, cloreto de arginina por via iv/oral, NaCl pode ser administrado por via iv/oral se não houver contraindicação (insuficiência cardíaca congestiva).

CRISTALÓIDES E COLÓIDES

Um coloide tem uma massa semelhante à das proteínas, enquanto um cristaloide é apenas uma solução iónica (verificar a colocação)

Persistência intravascular

Estabilização hemodinâmica	- Transitório	Prolongado
Volume de infusão necessário	- Grande	Moderado
Risco de edema dos tecidos	- Obviamente...	Insignificante
Melhoria da perfusão capilar -	Pobre -	Bom
Risco de anafilaxia -	Nulo	Baixa a moderada
Pressão osmótica coloidal plasmática - Reduzida -		Atualizado
Custo -	Barato -	Caro

TERAPIA

Esta terapia afirma que se infundir 1000 ml de cloreto de sódio a 0,9%, todo o Na+ permanecerá no ECF. Como o NaCl é isotónico, não há alteração da osmolalidade do FEC e não ocorre qualquer troca de água através da membrana celular, o NaCl expande apenas o FEC, pelo que o volume intravascular será aumentado em 250 ml.

Se for infundida glucose a 5% 1000ml, a glucose entrará na célula e será metabolizada. A água expande o ECF e o ICF proporcionalmente aos seus volumes, o volume do ECF aumentará 333ml e o volume intravascular aumentará apenas cerca de 100ml

PLASMALYTE

O Plasmalyte é uma solução cristaloide equilibrada. É isotónica e é o fluido de primeira linha utilizado na expansão do espaço intravascular (ECF). Tem um rácio de 4:1 para perda

DEXTRAN

O dextrano é uma solução coloidal e um expansor de plasma ideal. Interfere com a função plaquetária e é um antigénio potente. Dextrano 70&40

GELATINA

Trata-se de um coloide que é um expansor de volume eficaz. Têm uma vida intravascular moderada com rácio 2:1 para perda e MW 40.000 Daltons. Algumas anafilaxias

SOLUÇÃO SALINA DE DEXTROSE

Trata-se de uma solução hipotónica que fornece Na+ diariamente. É iso-osmolar e é normalmente utilizada no pós-operatório.

CUIDADO COM A HIPONATRÉMIA

AVALIAÇÃO DA DEPLEÇÃO INTRAVASCULAR

- 5% de depleção causa sede, membranas mucosas secas, UO 1-2 ml/kg/hora

- 10% de depleção causa taquicardia, oligúria, UO 0,5-1 ml/kg/hora

- 15%-20% de depleção causam taquicardia, hipotensão, oligúria grave, UO < 0,5 ml/kg/hora

PERDAS CONTÍNUAS

- Sonda nasogástrica

- drenos

- fístulas

- perdas de terceiro espaço

FLUIDOTERAPIA PRÁTICA

A fluidoterapia prática é uma terapia de manutenção e uma terapia de substituição. Como terapia de manutenção, é utilizada quando os fluidos corporais e os produtos químicos ainda não estão esgotados e para os doentes que estão em NPO. Os fluidos utilizados são água salina/isotónica, dextrose a 5% em água, cloreto de potássio e vitaminas B e C. Como terapia de substituição, é utilizada quando existe um défice de fluidos e electrólitos. São utilizadas soluções isotónicas, hipotónicas e hipertónicas de água e soro fisiológico.

- Eletrólito-k+ adicionado aos fluidos iv (frascos de 20 e 40 mEq)

Ca- 9-11mg%

- Nutrientes - açúcar e proteínas

Determina a gestão pós-operatória de fluidos, a quantidade de fluidos perdidos e ganhos durante a operação, os sinais vitais e o débito urinário. É utilizado inicialmente para corrigir o défice existente e, em seguida, para a manutenção.

MODIFICAR A SUA GESTÃO DE FLUIDOS EM FUNÇÃO DA EVOLUÇÃO DAS NECESSIDADES DOS DOENTES

CAPÍTULO 5. LIGADURA DOS GRANDES VASOS

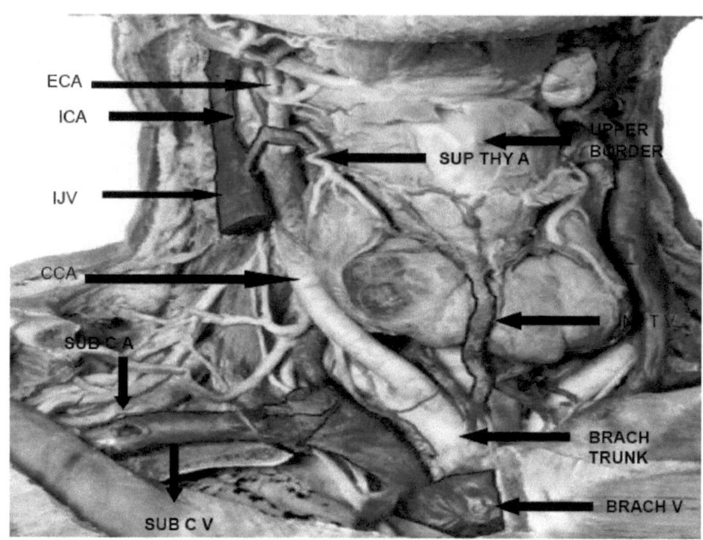

INTRODUÇÃO

Ligadura: é o processo cirúrgico que consiste em ligar os vasos

Vasos principais = Artéria carótida comum

       Artéria carótida externa

       Artéria carótida interna

       Veia jugular externa

       Veia Jugular Interna

ANATOMIA - ESPINHA DORSAL BÁSICA

CAROTIDES

As carótidas são estruturas emparelhadas que têm origem no tronco braquiocefálico do lado direito e no arco aórtico (torácico + cervical) do lado esquerdo. As artérias carótidas estão contidas na bainha carotídea. A parte inferior da carótida está separada pela traqueia e a parte superior pela tiroide, laringe e faringe

ANATOMIA CIRÚRGICA

A origem da ACCD está localizada atrás da articulação RSC e a origem da ACCL é intratorácica; passa após a articulação LSC. As duas ACC estão separadas por 2½ - 3½ cm, separadas pela traqueia, terminando ao nível da 4ª vértebra cervical e ao nível superior da cartilagem tiroide.

Aí bifurcam para as artérias carótidas externa e interna.

A anatomia de superfície da carótida comum pode ser delineada por uma linha traçada desde a articulação esternoclavicular até ao colo da mandíbula, posteriormente.

Na região do triângulo muscular, uma glândula tiroide hipertrófica vai cobrir a artéria carótida comum; a veia média da tiroide cruza anteriormente a artéria.

Para explorar a artéria nesta área, o músculo platisma e a camada de revestimento superficial da fáscia cervical profunda devem ser incisados, o músculo esternocleidomastóideo deve ser retraído medialmente e os músculos infra-hióideos e as suas fáscias também devem ser incisados.

No triângulo carotídeo, a artéria tem anteriormente o músculo platisma e a camada de revestimento superficial da fáscia cervical profunda que cobre a artéria; aí, acima do músculo omo-hioideu, a carótida é atravessada pela artéria e veia tiroideias superiores e pelo seu ramo esternocleidomastóideo.

CCA

TCE

ACI

Triângulo carotídeo

Os limites são:

Posterior: músculo esternocleidomastoideu

Anterior: ventre anterior (superior) do músculo omo-hioideu

Superior: ventre posterior do músculo digástrico

Assoalho: músculo hioglosso, constritor inferior da faringe, músculo tireo-hióideo, constritor médio da faringe, músculo longus capitus

Teto: camada de revestimento da fáscia cervical profunda

Conteúdo

- Bifurcação da artéria carótida

- Artéria carótida interna

- Ramos da artéria carótida externa

- O ventre posterior do músculo digástrico - que se situa entre os triângulos submandibular e carotídeo - é um ponto de referência fiável numa zona perigosa. Na profundidade do ventre posterior, encontram-se as seguintes entidades anatómicas:

> artérias carótidas interna e externa

> veia jugular interna

> nervo glossofaríngeo (9º nervo craniano)

> nervo acessório da coluna vertebral (11º nervo craniano)

> nervo hipoglosso (12º nervo craniano)

> tronco simpático

bainha carotídea

Inclui três fáscias, camada de revestimento, pré-traqueal e pré-vertebral. É também composta por um tubo fascial, a bainha carotídea. As três principais estruturas contidas na bainha carotídea são:

- a artéria carótida comum

- veia jugular interna

- o nervo vago

sucursais do TCE

Os ramos da ECA que surgem no triângulo carotídeo são

- Artéria tiroideia superior
- Artéria faríngea ascendente
- Artéria lingual
- Artéria facial
- Artéria occipital
- Artéria póstero-orauricular

Os ramos terminais são

- Artéria maxilar
- Artéria temporal superficial

ARTERIA LINGUAL

A artéria lingual nasce da carótida externa entre a artéria tiroideia superior e a artéria maxilar externa

VARIAÇÕES:

- Inferior ao tendão digástrico em 67% dos casos e 6,3 mm superior ao hioide
- Inferior ao nervo hipoglosso em 84,6%, diretamente profundo ao nervo em 11% e acima do nervo em 4%.

Artéria em relação à língua

Triângulos menores

BECKLARD'S - (1785-1825)

Superiormente: pós-barriga do digástrico

Inferiormente: corno maior do hioide

Posteriormente: bordo posterior do hioglosso

Pavimento: músculo hioglosso

PIROGOFF'S:

Também conhecido como Lingual/ Hipoglossohyoid/ Pinaud's. É delimitada por

Superiormente: nervo hipoglosso

Posteriormente: Ventre posterior do digástrico

Anteriormente: bordo posterior do milo-hioideu

Pavimento: músculo hioglosso

Nervo Lingual encontrado neste triângulo 68%

LESSER'S:

Os limites são:

Superiormente: nervo hipoglosso

Anteriormente: intersecção do hipoglosso N

Posteriormente: ventre posterior do músculo digástrico

Pavimento: milohióideo e hioglosso

ACI

Os ramos são os seguintes:

C1: Ramos da porção cervical - nenhum.

C2: Ramos da parte petrosa

> Artérias caróticotímpano

> artéria vidiana

C3: Ramos da porção lacerum - nenhum

C4: Ramos da porção cavernosa

Ramos do :

> Ramo basal do tentório

> Ramo marginal tentorial

> Ramo meníngeo - ajuda a fornecer sangue às meninges da fossa craniana anterior

> Ramos do clivus - pequenos ramos que alimentam o clivus

> Artéria hipofisária inferior

> Ramos capsulares - suprem a parede do seio cavernoso

Ramos do :

Ramos do gânglio trigémeo - fornecem sangue ao gânglio trigémeo

Artéria do foramen rotundum

Ramos para os nervos

C5: Ramos da porção clinoide - nenhum

C6: Ramos da parte oftálmica

> Artéria oftálmica

> Artéria hipofisária superior

C7: Ramos da parte comunicante

> Artéria comunicante posterior

> Artéria coroide anterior

> Artéria cerebral anterior (um ramo terminal)

> Artéria cerebral média (um ramo terminal)

ACI

A artéria carótida interna pode receber fluxo sanguíneo através de uma importante via colateral que abastece o cérebro, o círculo arterial cerebral, mais vulgarmente conhecido como Círculo de Willis.

VARIAÇÕES

Peculiaridades quanto à origem

A carótida comum direita pode surgir acima do nível do bordo superior da articulação esternoclavicular; esta variação ocorre em cerca de 12 por cento dos casos.

Noutros casos, a artéria do lado direito pode surgir como um ramo separado do arco da aorta ou em conjunto com a carótida esquerda.

A carótida comum esquerda varia mais na sua origem do que a direita.

Na maioria dos casos anormais, surge com o tronco braquiocefálico; se esta artéria estiver ausente, as duas carótidas surgem geralmente por um único tronco.

Raramente se une à artéria subclávia esquerda, exceto nos casos de transposição do arco aórtico.

A artéria faríngea ascendente, a artéria tiroideia inferior ou, mais raramente, a artéria vertebral.

Peculiaridades quanto ao ponto de divisão

Na maioria dos casos anormais, a bifurcação ocorre mais alto do que o habitual, a artéria dividindo-se em frente ou mesmo acima do osso hioide; mais raramente, ocorre abaixo, em frente ao meio da laringe, ou na borda inferior da cartilagem cricoide. Em pelo menos um caso relatado, a artéria tinha apenas 4 cm de comprimento e dividia-se na raiz do pescoço.

Muito raramente, a artéria carótida comum ascende no pescoço sem qualquer subdivisão, estando ausentes a carótida externa ou a interna; e em alguns casos, a própria carótida comum está ausente, surgindo as carótidas externa e interna diretamente do arco da aorta.

Esta particularidade existia, nalguns casos, de ambos os lados e, noutros, de um só lado.

Ramos ocasionais

A carótida comum geralmente não dá origem a nenhum ramo antes da sua bifurcação, mas ocasionalmente dá origem à artéria tiroideia superior ou ao seu ramo laríngeo

Circulação colateral

De acordo com Montgomery, a circulação colateral da artéria carótida comum é efectuada principalmente por:

Anastomose da carótida interna de um lado com a carótida interna do lado oposto e com ambas as artérias vertebrais através do círculo arterial cerebral

Anastomose da tiroide inferior com a tiroide superior

Anastomose do ramo cervical profundo do tronco costocervical com o ramo descendente do occipital

Anastomose das artérias tireóidea superior, lingual, facial, occipital e temporal com as artérias correspondentes do lado oposto

Anastomose do oftálmico com o angular

Aplicações cirúrgicas da anatomia arterial

Ocasionalmente, a artéria carótida externa pode estar ausente num ou em ambos os lados. Os ramos dos vasos ausentes surgem a partir da carótida externa ou comum do outro lado. Raramente, a carótida interna pode estar ausente. A carótida comum pode bifurcar-se ao nível do osso hioide ou mais abaixo, ao nível da cartilagem cricoide. A ligadura da artéria carótida externa pode ser efectuada impunemente se a artéria carótida interna não estiver lesada. A ligadura pode ser efectuada acima ou abaixo da origem da artéria tiroideia superior, se necessário.

Apesar da abundante circulação colateral da artéria carótida comum, a ligadura unilateral da artéria nunca deve ser efectuada a não ser que seja absolutamente necessária, segundo Hollinshead.

Diz-se que a ligadura da artéria carótida comum reduz o fluxo sanguíneo da artéria carótida interna e, por conseguinte, o fornecimento ao cérebro em cerca de 50%.

Segundo Roberts et al., a artéria carótida externa também fornece sangue à carótida interna (em virtude das anastomoses das duas). Mas, mesmo na ausência de doença vascular, só é suficiente em 50% dos casos.

Isto ocorre porque o fluxo tende a ser da carótida interna para a carótida externa (o oposto do previsto), desviando assim ainda mais fluxo sanguíneo do cérebro. (SÍNDROME DO ROUBO)

A ligadura da artéria carótida interna deve ser absolutamente evitada.

De acordo com Dandy, a taxa de mortalidade é de 4% após a ligadura da carótida interna para aneurismas intracranianos.

Pemberton e Livermore relataram uma taxa de mortalidade de 15,7% num estudo de ligaduras da carótida interna em 51 casos por outras razões que não aneurismas intracranianos. Também relataram que 30% dos pacientes que tinham tumores do corpo carotídeo morreram como resultado da ligadura da carótida interna.

VEIA JUGULAR

As veias jugulares são veias que levam o sangue desoxigenado da cabeça para o coração através da veia cava superior.

Externo e interno

Braquiocefálico

Subclávia

Veia cava superior

Veias do couro cabeludo

Frente da orelha

> supra-troclear

> Supraorbital

> Temporal superficial

Atrás da orelha

> Posteriorauricular

> Occipital

Veias do rosto

> Angular

> Facial

> Facial profundo

> Facial comum

> Maxilar

> Temporal superficial

> Retromandibular - ant &post

> IJV&EJV

INDICAÇÕES

ARTERIALEMERGÊNCIA

- Impactos

- Trauma

- Osteotomia

- Malformação AV

- Cancro

- Explosão da carótida

- Aneurisma

PROFILÁCTICO

- Malformação AV

- Trauma

- Língua CA

- CA invasão da carótida

- Tumor do corpo carotídeo

- Aneurisma

INDICAÇÕES - DUCTO VENOSO E TORÁCICO

EMERGÊNCIA:

- Trauma

- Malformação AV

- Trombose sinusal

- Iatrogénico

- Chylopericardium

- Quilotórax

PROFILÁCTICO:

- Malformação AV

- Ressecção de cancro

ARMAMENTARIUM

- Fórceps de Cooley

- Fórceps de Satinsky

- Pinça de artéria
- Clips da Liga
- Agulha
- Material de sutura - seda (2-0 Sutu pack)
- Sutura do dedo - nó de cirurgião

INVESTIGAÇÕES

- Ultrassonografia duplex
- Angiografia - Convencional/CT / RM
- Venograma por RM
- Imagiologia funcional do cérebro
- Marcação da rotação arterial
- Tomografia computorizada de xénon

ULTRA-SONOGRAFIA DUPLEX

A ultrassonografia duplex incorpora dois elementos:

1) Modo B, ecrã de doppler pulsado para visualizar o **fluxo sanguíneo** num vaso;

2) Ecrã de doppler a cores para visualizar a **estrutura** e a hemodinâmica num vaso.

Ambas as visualizações são apresentadas no mesmo ecrã ("duplex") para facilitar a interpretação. O duplex é um método económico e não invasivo.

IMAGEM DE ULTRA-SOM VASCULAR

ANGIOGRAFIA

Dependendo do tipo de angiografia, o acesso aos vasos sanguíneos é feito mais frequentemente através da artéria femoral, para observar o lado esquerdo do coração, e da veia jugular ou femoral, para observar o lado direito do coração e o sistema venoso.

Utilizando um sistema de fios-guia e cateteres, é adicionado ao sangue um tipo de agente de contraste (que aparece ao absorver os raios X), para o tornar visível nas imagens de raios X.

As imagens de raios X obtidas podem ser imagens fixas, apresentadas num intensificador de imagem ou numa película, ou imagens em movimento. Para todas as estruturas, exceto o coração, as imagens são normalmente obtidas utilizando uma técnica denominada angiografia de subtração digital (ASD).

Neste caso, as imagens são normalmente obtidas a 2 - 3 imagens por segundo, o que permite ao radiologista avaliar o fluxo de sangue através de um vaso ou vasos. Esta técnica "subtrai" os ossos e outros órgãos para que apenas os vasos cheios de contraste possam ser vistos.

Pode ser utilizada a TC ou a RM

IMAGEM DE ANGIOGRAMA ICA

VENOGRAMA

Um venograma é um exame de raios X que tira fotografias do fluxo sanguíneo através das veias numa determinada área do corpo.

Durante um venograma, é introduzido um material de contraste nas veias para que estas possam ser vistas claramente numa imagem de raios X. O venograma analisa o estado das veias e as válvulas das veias.

IMAGEM DO VENOGRAMA

IMAGIOLOGIA CEREBRAL FUNCIONAL

SPECT - é uma técnica de imagiologia tomográfica de medicina nuclear que utiliza raios gama. Utiliza uma câmara de raios gama. No entanto, é capaz de fornecer verdadeira informação 3D. Esta informação é normalmente apresentada sob a forma de cortes transversais através do doente, mas pode ser livremente reformatada ou manipulada conforme necessário. Normalmente, o traçador emissor de raios gama utilizado na imagiologia cerebral funcional é o 99mTc-HMPAO (hexametilpropileno amina oxima). O 99mTc é um isómero nuclear metaestável que emite raios gama que podem ser detectados por uma câmara gama.

Quando está ligado ao HMPAO, isto permite que o 99mTc seja absorvido pelo tecido cerebral de uma forma proporcional ao fluxo sanguíneo cerebral, permitindo, por sua vez, que o fluxo sanguíneo cerebral seja avaliado com a câmara gama nuclear.

Dado que o fluxo sanguíneo no cérebro está estreitamente associado ao metabolismo cerebral local e à utilização de energia, o marcador 99mTc-HMPAO (bem como o marcador semelhante 99mTc-EC) é utilizado para avaliar o metabolismo cerebral a nível regional.

IMAGEM SPECT

Marcação de spin arterial

À semelhança das técnicas PET, a ASL utiliza uma espécie de marcador. Na ASL, a água do sangue arterial é marcada magneticamente e depois visualizada

As moléculas de água no sangue arterial são marcadas magneticamente. Após um período de tempo (designado por tempo de trânsito), este "marcador paramagnético" flui para a fatia de interesse, onde se troca com a água do tecido. Os spins invertidos que entram na água do sangue alteram a magnetização total do tecido, reduzindo-a e, consequentemente, o sinal de RM e a intensidade da imagem. Durante este tempo, é obtida uma imagem (designada por imagem tag).

A experiência é então repetida sem etiquetar o sangue arterial para criar outra imagem (designada por imagem de controlo). A imagem de controlo e a imagem marcada são subtraídas para produzir uma imagem de perfusão. Esta imagem reflectirá a quantidade de sangue arterial fornecido a cada voxel dentro do corte dentro do tempo de trânsito.

A **diferença** de magnetização entre as condições de controlo e de marcação é proporcional ao fluxo sanguíneo cerebral regional.

ASL IMAGENS

XENON CT

Padrão de Ouro

Neste procedimento de imagiologia, o doente inala xénon, que entra no sangue e depois se difunde através da barreira hemato-encefálica.

As áreas do cérebro com baixo fluxo sanguíneo em resultado de um acidente vascular cerebral ou de bloqueios dos vasos sanguíneos recebem menos xénon, que, por ter um número atómico elevado em relação aos fluidos e tecidos corporais, pode ser facilmente medido através de um scanner de TAC.

Este procedimento relativamente dispendioso é útil para avaliar o fluxo sanguíneo no cérebro e as doenças cerebrovasculares

IMAGEM XE-CT

MAPEAMENTO DE VEIAS

É necessária para o enxerto após a ligadura e a remoção de uma parte de uma artéria após a ressecção de um cancro. As mais utilizadas são:

- Veia safena magna
- veia cefálica

GRAFTS - Indicações

Pré-opt (electiva)

- Estenose recorrente da AC
- Aneurisma da ACI ou da ACC
- Tumores
- Torção do ACI
- Infeção após EC

Intra opt

- Problema técnico durante a CE

Peri-opt (urgente)

- défice pós-operatório / acidente vascular cerebral
- Hemorragia pós-operatória
- Rutura da carótida

Enxertos mais utilizados

- Autólogo
- Veia safena
- Veia cefálica
- Aloplastos
- PTFE
- Dacron

LESÃO VASCULAR

AETIOLOGIA:

- facas, balas, vidro
- Acidente de viação - rutura de artéria / fratura
- Isquémia/ trombose/ aneurisma

Indicação para exploração opt

- Pulso distal diminuído/ausente

- Hemorragia arterial persistente
- Grande hematoma em expansão
- Hemorragia grave com sinais de choque
- Sopro no local da lesão ou distal a ele

Investigação: Arteriografia

A incisão vertical deve ser paralela ao vaso. Pode ser alargada

Exposição adequada - É adequada, expor o vaso proximal e distalmente seguido de pinça com sucção

Interposição de enxertos

Sutura: contínua / interrompida (<4 mm), linha de sutura mais larga em pequenos vasos por anastomoses oblíquas

Anticoagulantes: Irrigação local 100U H em 10 ml de soro fisiológico

Determinação da permeabilidade: pesquisa de coágulos distais, utilizando o cateter Fogarty, Zonas 1,2 e 3

Lesão da ACV

Se a lesão for extensa - enxerto de veia safena enfiado sobre um shunt de 10Fr e interposto entre as extremidades desbridadas da artéria.

MARCAÇÕES DE SUPERFÍCIE

POSIÇÃO DO DOENTE

TÉCNICAS OPERATÓRIAS - CCA

Esticar o pescoço, virar a cabeça para o lado oposto, incisão de 6 cm ao longo do músculo ECM anterior com o seu centro 3 dedos acima da clavícula. A incisão deve ser alargada para uma maior exposição.

DISSECÇÃO:

A fáscia profunda é aberta na mesma linha, os músculos ECM e infra-hióideos são separados da bainha vascular subjacente. Este plano não tem sangue, exceto o ramo SCM da artéria tiroideia superior

EXPOSIÇÃO

A bainha é aberta acima do omo-hioideu, a veia jugular é dissecada livremente e retraída lateralmente, o nervo vago está localizado entre e atrás da parte inferior do pescoço - a artéria tireóidea inferior cruza atrás da artéria carótida

TÉCNICA OPERATÓRIA - ECA & ICA

INCISÃO a efetuar ao longo do bordo anterior do ECM, logo acima do ângulo do maxilar, passando para baixo 7-9 cm com ligadura simples - incisão mais curta na prega cutânea

DISSECÇÃO

O platisma é dividido e o bordo anterior do ECM é definido para permitir a retração do músculo para longe dos vasos subjacentes.

A veia facial comum é dividida na extremidade superior da incisão e a bainha vascular é aberta.

EXPOSIÇÃO

A bifurcação da ACC situa-se normalmente numa posição muito mais elevada no pescoço. Duas artérias encontram-se próximas uma da outra sob o ângulo da mandíbula.

ECA - anterior e profundo

O nervo hipoglosso deve ser evitado, uma vez que atravessa os vasos e os nervos vago, laríngeo superior e simpático que se encontram atrás da bifurcação.

A parte superior da ACI é difícil de expor, pois corre profundamente e está coberta na sua maior parte pelo ramo ascendente da mandíbula.

O ECM pode ser separado do processo mastoide, que pode ser parcialmente removido. O músculo digástrico, a artéria occipital e o processo estiloide são divididos. Isto expõe, em certa medida, o aspeto superficial da artéria

Alguns dos canais colaterais disponíveis após a ligadura da artéria carótida comum. No lado direito do corpo estão representadas as principais comunicações entre os dois lados; no lado esquerdo, as principais anastomoses longitudinais.

J PediatrSurg. 1997 Apr;32(4):565-70

Este estudo foi concebido para avaliar o efeito da ligadura da artéria carótida e/ou da veia jugular, após exposição a hipoxia prolongada (4 horas), e o efeito da normalização aguda da PaO2 após hipoxia prolongada com ligadura de vasos, na circulação cerebral. O fluxo sanguíneo cerebral (CBF) foi determinado usando a técnica da microesfera radiomarcada.

grupo I, a artéria carótida foi ligada primeiro, com estudos efectuados após 5 minutos; seguiu-se a ligação da veia jugular, com estudos após 5 minutos

no grupo II, ligou-se primeiro a veia jugular, com estudos após 5 minutos; seguiu-se a ligadura da artéria carótida, com estudos após 5 minutos.

A ligadura da artéria carótida ou da veia jugular após 4 horas de hipóxia não alterou as respostas do CBF à hipóxia.

J.Pediatrics. 1989 Mar;83(3):343-7.

A velocidade e a direção do fluxo sanguíneo nas artérias do círculo de Willis foram medidas em três bebés que foram submetidos a ligadura da artéria carótida comum direita

Após 15 minutos da ligadura da artéria carótida comum, foi detectado fluxo sanguíneo na artéria cerebral média direita; no entanto, a velocidade foi reduzida para 50%

Após a ligadura da artéria carótida comum, observou-se uma direção retrógrada do fluxo no primeiro segmento (AI) da artéria cerebral anterior direita e na artéria comunicante posterior direita, enquanto a direção do fluxo era normal nos vasos correspondentes à esquerda.

Após a ligadura da artéria carótida comum, o sistema vertebrobasilar e o sistema carotídeo interno contralateral parecem ser as principais fontes de reperfusão do hemisfério cerebral direito através do círculo de Willis

Radiology. 1990 Jun;175(3):757-60

O ultrassom Doppler duplex (US) é um método não invasivo de monitorar a velocidade do fluxo sanguíneo cerebral em recém-nascidos. Os autores observaram as alterações na velocidade do fluxo sanguíneo cerebral na artéria cerebral média direita (ACMD) em 15 neonatos durante a ligadura da artéria carótida comum direita (ACCD)

O fluxo anterógrado na ACRM continuou ininterrupto em todos os pacientes no momento da ligadura. A velocidade sistólica de pico diminuiu inicialmente e depois aumentou para 70% dos níveis basais nos 3-5 minutos seguintes.

A velocidade diastólica final permaneceu relativamente inalterada no momento da ligadura e aumentou ligeiramente acima da linha de base durante os 3-5 minutos seguintes.

Este estudo demonstra que, no momento da ligadura do ACR, o fluxo colateral é imediatamente estabelecido na distribuição do ACRM e é aumentado em minutos.

ANT. ARTÉRIA ETMOIDAL

LIGADURAS DA JUGULAR

Comum na dissecção radical do pescoço. É mais seguro, tem menos morbilidade e mortalidade

Turk Neurosurg. 2008 Jan;18(l):56-60.

Apresenta-se o caso de um doente com ligaduras e excisões das veias jugulares interna, externa, externa posterior e anterior bilaterais efectuadas no pescoço devido a um tumor da laringe.

O esvaziamento radical do pescoço é um procedimento padrão no tratamento de doentes com cancro da cabeça e do pescoço com metástases linfonodais bilaterais no pescoço.

O sacrifício das veias jugulares interna e externa bilateralmente tem sido reconhecido como uma abordagem perigosa que conduz à hipertensão intracraniana com subsequente sequela neurológica e morte.

Após ligaduras bilaterais das veias jugulares, a angiografia de subtração digital (ASD) mostrou que a via de drenagem venosa do cérebro tinha sido desviada das veias jugulares para o plexo venoso vertebral.

Zhonghua Kou Qiang Yi Xue Za Zhi. 2000 Jan;35(l):64-6

OBJETIVO: Investigar os efeitos da conservação das veias jugulares externas para compensar o refluxo das veias intracranianas.

MÉTODOS: O macaco rhesus foi submetido ao esvaziamento cervical radical bilateral para simular o realizado em humanos. Durante a operação, foram observadas as alterações da pressão intracraniana (PIC) após a ligadura das veias jugulares.

RESULTADOS: Os resultados indicam que a ligadura das veias jugulares externa e interna aumentará obviamente a PIC, mas a conservação das veias jugulares externas reduzirá o aumento da PIC e encurtará o tempo de recuperação do aumento da PIC.

CONCLUSÕES: A conservação das veias jugulares externas compensará o refluxo das veias intracranianas após a RND. A experiência fornece um método simples e eficaz para a prevenção de complicações intracranianas e preservação do fluxo das veias faciais.

DUTO TORÁCICO

PROFILÁCTICO:

A ligadura toracoscópica do ducto torácico proporciona um tratamento seguro e eficaz do quilotórax e pode evitar a toracotomia e a morbilidade que lhe está associada.

EMERGÊNCIA:

o quilotórax idiopático é tratado com sucesso com ligadura cirúrgica dos ductos torácicos

ANATOMIA

O ducto torácico origina-se da cisterna chyli e termina na veia subclávia esquerda. O seu comprimento é de

38 a 45 cm. Atravessa a linha média entre a 7ª e a 5ª vértebras torácicas para se situar no lado esquerdo, à esquerda do esófago. O ducto passa por trás dos grandes vasos ao nível da 7ª vértebra cervical, cruzando ventralmente a artéria vertebral, e desce ligeiramente à medida que passa por trás da artéria carótida comum para entrar na veia subclávia esquerda na sua junção com a veia jugular interna esquerda.

O ducto pode ter várias entradas na veia e um ou mais dos troncos linfáticos contribuintes podem entrar na veia subclávia ou na veia jugular de forma independente.

Pode ser ligado impunemente.

ANZ Journal of Surgery 47 (1), Páginas 94 - 99Publicado Online: 21 Jan 2008

Ata Otorhinolaryngol Belg. 2001;55(4):285-9.

A lesão do ducto nas dissecções dos gânglios linfáticos supraclaviculares resulta em linforreia abundante, depleção de fluidos corporais e perda de proteínas e electrólitos.

A ligação é a resposta

Casos registados de quilotórax bilateral após esvaziamento radical do pescoço - ligadura baixa do ducto torácico!

Int J Oral Maxillofac Surg. 2003 Feb;32(l):91-3.

O quilotórax bilateral como complicação do esvaziamento cervical radical é extremamente raro, mas é potencialmente grave e por vezes fatal.

Encontraram apenas 14 casos relatados na literatura inglesa.

Os autores relatam um caso de quilotórax bilateral após dissecções radicais direita e esquerda do pescoço que foi tratado com sucesso com tratamento conservador.

TÉCNICA ALTERNATIVA

Embolização

A embolização é um procedimento não cirúrgico e minimamente invasivo. Envolve a oclusão selectiva de vasos sanguíneos, através da introdução intencional de êmbolos.

O êmbolo artificial utilizado é geralmente um dos seguintes:

- Bobinas: Bobina destacável Guglielmi ou Hydrocoil
- Partículas
- Espuma
- Tampão

PRÓS E CONTRAS

- Minimamente invasivo
- Sem cicatrizes
- Risco mínimo de infeção
- Não utilização ou utilização rara de anestesia geral
- Tempo de recuperação mais rápido
- Taxa de sucesso dependente do utilizador

- Risco de os êmbolos atingirem tecidos saudáveis
- Não é adequado para todos

COMPLICAÇÕES

- Deslizamento de ligaduras
- Infeção do enxerto
- Edema da face (IJV)
- Diminuição da irrigação sanguínea do cérebro
- Hemiplegia / paraplegia
- Rebentamento da carótida
- Morte

REFERÊNCIAS

Revistas

Anatomia para cirurgiões - Henry Hollinshead

Last's Anatomy - R.J Last

Anatomia de Grey

Anatomia cirúrgica - Mcgregor

Anatomia cirúrgica-Skadinsky

Anatomia oral - Sicher e Dubrul

Técnicas cirúrgicas - Langdon & Patel

Cirurgia Vascular - Frank.J.Veith

Texto de cirurgia operatória - Nyhus

CAPÍTULO 6. GRAVIDEZ E MEDICAÇÃO

INTRODUÇÃO

A gravidez causa muitas alterações na fisiologia da paciente feminina, proporcionando ao cirurgião oral muitos desafios. Fisiologicamente, estas alterações ocorrem nos sistemas CVS, Hematológico, RS, GI, GU.

Gravidez e doenças crónicas

- A gravidez pode revelar uma doença crónica oculta
- Intolerância à glicose
- Disfunção renal
- Estados hipercoaguáveis
- Doença cardíaca valvular
- Aneurisma cerebral
- A gravidez como um "teste de stress para a vida"

Alterações fisiológicas

As principais alterações fisiológicas da gravidez são as alterações cardiovasculares e as alterações hemodinâmicas. O volume sanguíneo e o débito cardíaco aumentam 50%, com metade deste aumento às 8 semanas. A expansão máxima do volume sanguíneo ocorre às 28 semanas. O trabalho de parto pode aumentar o débito cardíaco em mais 50%, seguido de um aumento de 10-20% na frequência cardíaca. A resistência vascular sistémica diminui 25%, enquanto a PA sistólica diminui 5-10 mmHg e a diastólica 10-15 mmHg

ALTERAÇÕES CARDIOVASCULARES

Alterações oncológicas:

O volume plasmático aumenta em 50% e a massa de glóbulos vermelhos aumenta em 33%, resultando numa anemia dilucional. Efeitos na doença cardíaca valvular. As lesões regurgitantes melhoram com a redução da PAS, mas

As lesões estenóticas agravam-se. O aumento da FC e do DC aumenta o trabalho cardíaco e o gradiente através da válvula estenótica aumenta. 25% das mulheres com estenose mitral apresentam-se na gravidez, a estenose mitral aumenta a frequência cardíaca. Existem factores de risco para descompensação. A estenose aórtica pode causar perda súbita de sangue As lesões regurgitantes levam a um aumento da pré-carga.

ALTERAÇÕES PULMONARES

Há um aumento da ventilação por minuto mediado pela progesterona. O aumento do volume corrente provoca um aumento da frequência respiratória seguido de alcalose respiratória compensada. A gasimetria arterial normal na gravidez é de 7,43/29/100. A PaCO2 de 40mmHg é muito anormal na gravidez, o feto depende da PaO2 materna elevada. Há uma maior tendência para o edema pulmonar com o aumento do débito cardíaco, a diminuição da pressão oncótica e a fuga de capilares. O tratamento é agressivo com fluidos intravenosos e medicamentos

ALTERAÇÕES ENDÓCRINAS

As alterações endócrinas incluem resistência à insulina, dislipidemia, supressão relativa da TSH no primeiro trimestre e outras alterações da tiroide.

ALTERAÇÕES HEMATOLÓGICAS / IMUNOLÓGICAS

Os factores pró-coagulantes aumentam, causando um aumento do fator VIII, vWF, fibrinogénio. Os níveis de proteína S estão acentuadamente reduzidos, com risco aumentado de coágulos venosos e maior risco no período pós-parto

ALTERAÇÕES RENAIS

Aumento da taxa de filtração glomerular, aumento da proteinúria de base, medicamentos metabolizados mais rapidamente pelos rins, diminuição do nível de creatinina e dilatação do sistema coletor

PRINCÍPIOS DE TRATAMENTO NA GRAVIDEZ

Em geral, a não realização de exames e de tratamentos nas mulheres grávidas é mais prejudicial do que a sua realização, pelo que os sintomas não investigados conduzem à progressão da doença sem tratamento. O bem-estar fetal depende geralmente do bem-estar materno, pelo que uma doença materna não controlada compromete a segurança, o crescimento e o desenvolvimento do feto.

Os exames radiológicos são geralmente seguros durante a gravidez

Diagnóstico por imagem

A radiação em doses muito elevadas pode provocar:

> Aborto espontâneo

> Restrição do crescimento

> Cabeça pequena

> Diminuição do intelecto

> Aumento do risco de cancro infantil

O Conselho Nacional de Proteção contra as Radiações dos EUA afirma que não há provas de efeitos adversos da exposição <5 rads (0,05 Gy). Quase todos os exames imagiológicos de diagnóstico habitualmente utilizados envolvem uma exposição a radiações muito inferior a 1 rad

Os medicamentos na gravidez devem ser considerados como "justificáveis versus não justificáveis" e não como "seguros e não seguros"

Questões a considerar ao decidir se deve prescrever um medicamento a uma mulher grávida

1. A medicação é necessária?

2. Se a medicação não for administrada, quais são as possíveis consequências para a mãe e o feto?

3. Quais os dados disponíveis sobre a segurança deste medicamento na gravidez e se existe um medicamento semelhante com um melhor perfil de segurança que possa ser utilizado em vez dele?

Deve ter-se o cuidado de não prescrever qualquer medicamento sem uma indicação razoável durante a gravidez. O primeiro trimestre é um período de risco especial e merece uma atenção especial. Os medicamentos recentemente introduzidos devem ser evitados. Muitas toxicidades importantes de medicamentos foram detectadas na vigilância pós-comercialização. A maioria das mulheres grávidas detesta tomar comprimidos. Cada prescrição justifica uma discussão cuidadosa do risco versus benefício para a mulher. A gravidez está associada a alterações fisiológicas significativas, mas não é um estado de doença.

A reanimação cardiopulmonar na gravidez requer um posicionamento correto da doente e a consideração de um parto por cesariana de emergência. A pessoa mais experiente deve entubar uma mulher grávida A paciente deve ser posicionada de modo a permitir o retorno venoso através da VCI

> Posição de inclinação lateral esquerda

> Cunha sob a anca direita

> Deslocação manual do útero para a esquerda

Os dispositivos de monitorização fetal podem ter de ser removidos

Parto cesáreo peri-mortem

- Só deve ser considerada após 24-26 semanas

Questões específicas da RCP na gravidez

A gravidez é um estado de exigências metabólicas acrescidas. A placenta é constituída por uma derivação de 20-30% com capacidade tampão diminuída. O volume residual funcional (FRC) está diminuído na gravidez, predispondo as grávidas a hipoxemia supina. Compressão aortocaval - ocorre durante a segunda metade da gravidez. A compressão pode reduzir significativamente a eficácia da RCP durante a segunda metade da gravidez, com risco de aspiração. Causas de paragem cardiopulmonar associadas à gravidez

Utilização de medicamentos durante a RCP de uma grávida

Quando a alternativa é a morte, muito poucas coisas são absolutamente contra-indicadas. A maioria dos inotrópicos/vasopressores ou são pouco estudados ou podem causar reduções no fluxo sanguíneo uteroplacentário. Os trombolíticos são relativamente contra-indicados se o parto estiver iminente

Resultado fetal na RCP

Dados limitados sugerem um salvamento fetal intacto se o parto for realizado após 5 minutos de RCP sem sucesso e o comprometimento neurológico neonatal aumenta significativamente após 8-10 minutos de RCP. A RCP NÃO perfunde adequadamente o útero

TERATOGENS

Os teratogéneos são definidos como uma substância, um organismo, um agente físico ou um estado de deficiência capaz de induzir estruturas ou funções anormais, tais como

> Anomalias estruturais graves

> Deficiências funcionais

> Restrição do crescimento intrauterino

> Aberrações comportamentais

> Morte

Os parâmetros que determinam a ação teratogénica-1 são a relação dose-resposta e a suscetibilidade que varia com a dose do agente. Todos os teratogéneos têm um nível "sem efeito". Os agentes só são verdadeiros teratogénicos quando perturbam o desenvolvimento em doses que não são tóxicas para a mãe Os parâmetros que determinam a ação teratogénica-2 dependem do estádio de desenvolvimento no momento da exposição

> Período pré-implantação = período "tudo ou nada"

> Organogénese = 2-8 semanas após a conceção

> Período fetal = 9 semanas - parto

O período de pré-implantação é também conhecido como o período "tudo ou nada". Poucas malformações têm origem durante este período porque as lesões sofridas pelo embrião nesta fase resultam provavelmente na morte do concepto ou na sua reparação e recuperação. Fabro 1986 afirmou que a exposição dos embriões a teratógenos durante as primeiras duas semanas não causa normalmente malformações congénitas.

■ Moore 1988

O período embrionário ou período de organogénese, de cerca de 2 a 8 semanas após a conceção, é o período de maior suscetibilidade aos teratógenos. Este período é a fase crítica para as malformações de diferentes sistemas de órgãos, uma vez que o tubo neural se fecha 30 dias após a conceção e os botões do coração e dos membros desenvolvem-se por volta desta fase.

Durante o período fetal, o feto é menos suscetível aos teratogénicos, mas continua a ser suscetível à toxicidade e à teratogenicidade comportamental, bem como a insultos vasculares e outros. Paradoxalmente, alguns agentes causam mais problemas no segundo trimestre do que no primeiro, como a varicela. As malformações congénitas podem resultar de certas exposições que causam deformações/acidentes vasculares neste período

■ Sequência de oligohidrâmnios

> AINES

> Inibidores da ECA

■ Hipotensão / arritmias cardíacas / hipoxia / sequência de isquemia

> cocaína

> fenitoína

> anti-arrítmicos

Exemplos de momentos críticos

> A varfarina tem um período crítico de 6-9 semanas de gestação

> As tetraciclinas são seguras até às 16 semanas

> Os inibidores da ECA são provavelmente seguros até às 14-16 semanas

> Os AINEs devem ser evitados a partir de 30-32/40 até ao termo

Parâmetros que determinam a ação teratogénica-3

■ Influência genética

A suscetibilidade a um teratogénio depende do genótipo do concepto e da forma como este interage com os factores ambientais. Pode haver uma diferença de espécie, uma diferença de estirpe e uma variabilidade inter-individual que afectam a teratogenicidade.

farmacogenética

Depende do grau de ionização. Os ácidos fracos, como os barbitúricos, podem atravessar a placenta rapidamente na forma lipídica não dissociada a um pH mais baixo e menos rapidamente na forma ionizada a um pH mais elevado. As bases fracas, como os anestésicos locais e a meperidina, difundem-se rapidamente na forma não iónica a um pH mais elevado e, a um pH mais baixo, tornam-se catiões e são relativamente não difusíveis

Parâmetros que determinam a ação teratogénica - 4

- Acesso ao embrião

No caso dos produtos químicos, a transferência placentária depende de determinadas características

> solubilidade lipídica

> grau de ionização

> ligação proteica

> superfície disponível para difusão

> pH

> peso molecular

o MW>1000 não atravessam facilmente a placenta

o Os MW>600 atravessam normalmente a placenta

Factores teratogénicos

> Tempo de exposição

> Estádio de desenvolvimento durante a exposição

> Dose materna e duração

> Farmacocinética materna

> Factores genéticos/fenótipos

> Interacções entre agentes

Categorias de gravidez da FDA

A categoria não é necessária se o medicamento não for absorvido por via sistémica e se não houver potencial para danos fetais indirectos. Caso contrário, para além da categoria de gravidez, devem ser incluídas informações sobre teratogenicidade, efeitos na reprodução e, quando disponíveis, efeitos no crescimento, desenvolvimento e maturação funcional posteriores da criança

- Categorias de medicamentos da FDA

- Categorias de gravidez da FDA

Foi criado em 1979, mas existem grandes problemas devido à falta de dados em seres humanos. Não é claro o que significa realmente um medicamento "C" e é difícil atribuir um "A" a qualquer medicamento. Por conseguinte, não aborda a segurança na lactação. Os limites da classificação da FDA são o facto de ser difícil de recordar e de poder induzir em erro, uma vez que até 60% dos medicamentos da categoria X não possuem dados relativos a seres humanos nem qualquer informação sobre o grau de risco. Além disso, um medicamento pode acabar na categoria X simplesmente se não tiver utilidade na gravidez. Além disso, é raramente actualizada

Transferência de medicamentos para o feto

A transferência placentária pode ocorrer por:

> Difusão passiva > Difusão facilitada

> Transporte ativo

Depende da área de superfície placentária, da solubilidade lipídica, do peso molecular, do potencial de ionização, da capacidade de ligação às proteínas e da estrutura química do fármaco. Níveis plasmáticos maternos mais elevados significam concentrações mais elevadas no leite materno. A maioria dos fármacos estabelece um equilíbrio entre o leite e o plasma.

A transferência do fármaco para o leite materno depende do peso molecular, da solubilidade lipídica, da ionização, da ligação às proteínas, da concentração do fármaco, do equilíbrio do fármaco e de outros factores.

Transferência do fármaco através da Placenta

> Tamanho< 400 daltons

> Concentração sanguínea elevada

> Configuração semelhante

> No leite materno

> Tamanho < 200 daltons

> Fármaco pKa

> Velocidade de estabilização

> Concentração sanguínea elevada

Disposição fetal de medicamentos

- 60 - 80% passa pelo fígado, o resto viaja através do ducto venoso para o coração e o cérebro

- Metabolismo hepático de medicamentos

- Metabolismo da glândula renal

- Recirculação através do líquido amniótico

- Concentração do fármaco no leite materno

- pH mais baixo do que o do soro

- Diferentes graus de concentração de gordura

- Leite anterior

- Hindmilk

- Rácio leite/plasma

Prescrição na gravidez.

Os medicamentos não devem ser iniciados ou interrompidos, exceto se claramente indicado, especialmente os medicamentos que mantêm com êxito a condição materna não devem ser interrompidos, a menos que seja obrigatório fazê-lo. A doente deve ser informada e documentar os medicamentos não sujeitos a receita médica, bem como os medicamentos prescritos durante a gravidez. É aconselhável ter disponível uma referência de medicamentos para a gravidez e privilegiar os medicamentos mais antigos com um registo de utilização mais longo. Os níveis sanguíneos devem ser verificados antes de considerar um aumento e/ou uma dosagem frequente. O aumento da dose está relacionado com o aumento do volume de distribuição, da depuração hepática e renal. O aumento da produção de proteínas de ligação aumenta os níveis de fármaco livre.

Ao prescrever medicamentos durante a gravidez, é necessário educar e negociar com a doente, uma vez que as mulheres grávidas têm maior probabilidade de deixar de tomar os medicamentos necessários. O efeito de não tratar deve ser sempre considerado

Medicamentos a evitar durante a gravidez

> **Inibidores da ECA:** disgenesia renal

> **Tetraciclina:** anomalias dos ossos e dos dentes

> **Fluoroquinolonas:** desenvolvimento da cartilagem

> **Retinóides sistémicos:** Defeitos do SNC, craniofaciais e CV

> **Warfarina:** defeitos do esqueleto e do SNC

> **Ácido valpróico:** defeitos do tubo neural

> **AINEs:** hemorragia, encerramento prematuro do canal arterial

> **Vacinas vivas (MMR, poliomielite oral, varicela, febre amarela):** podem atravessar a placenta

Medicamentos cardíacos comuns e gravidez

> Anti-infecciosos

> Penicilinas

> Cefalosporinas

> Carbapenemes

> Fluoroquinolonas

> Macrólidos

> Aminoglicosídeos

> Sulfonamidas

> Antibióticos diversos

> Antivirais

> Anti-retrovirais

> Antifúngicos

Penicilinas

Categoria B na gravidez Atravessa a placenta fácil e rapidamente e as suas concentrações são iguais aos níveis maternos. Durante a lactação, atravessa em baixas concentrações e é compatível com a amamentação.

Cefalosporinas

Categoria B na gravidez. Atravessa a placenta durante a gravidez, com alguns relatos de anomalias aumentadas com cefalosporinas específicas (cefaclor, cefalexina, cefradrina). Pode causar principalmente defeitos cardíacos e fendas orais. Durante o aleitamento, pode ser excretada no leite materno em concentrações baixas, pelo que é considerada compatível com o aleitamento.

Fluoroquinolonas (floxinas)

Estes produtos são de categoria C e não são recomendados durante a gravidez. Demonstrou causar danos na cartilagem em animais. Por conseguinte, existem normalmente alternativas mais seguras. Também é excretado no leite materno durante a lactação. Existem dados limitados sobre humanos, mas a AAP afirma que é compatível com a amamentação.

Macrólidos (azitromicina, claritromicina, eritromicina)

Estas categorias de gravidez B/C/B atravessam a placenta em quantidades reduzidas, com dados limitados sobre a azitromicina e a claritromicina. A eritromicina é considerada compatível com a lactação. Outros são também provavelmente compatíveis.

Aminoglicosídeos (amicacina, gentamicina, tobramicina)

Estes são de categoria C na gravidez e atravessam rapidamente a placenta, entrando no líquido amniótico através da circulação fetal. Durante a lactação, é considerado compatível com a amamentação e não é absorvido pelo trato gastrointestinal.

Sulfonamidas

São de categoria C na gravidez e atravessam facilmente a placenta. Preocupações com a utilização a termo. Durante a lactação, é excretado no leite materno em níveis baixos e a sua utilização deve ser evitada em bebés prematuros.

Tetraciclinas (doxiciclina, minociclina, tetraciclina)

São da categoria D de gravidez e podem causar problemas nos dentes, nos ossos e outros defeitos/efeitos. Também têm sido associados a toxicidade hepática materna. É considerado compatível com a amamentação e o aleitamento. Os níveis séricos nos bebés são indetectáveis.

Antibióticos diversos

Aztreonam

Gravidez Categoria B, provavelmente seguro na gravidez, poucos dados em humanos. Considerado compatível durante a lactação de acordo com a AAP

Clindamicina

Categoria B de gravidez e de uso corrente. Compatível durante a lactação de acordo com a AAP

Linezolida

Categoria C de gravidez, mas não existem dados humanos disponíveis. Por conseguinte, os seus efeitos são desconhecidos durante a lactação, mas demonstraram causar mielossupressão em animais.

Metronidazol

Gravidez Categoria B, carcinogénico em animais, evitar no 1st trimestre, se possível. Se estes forem prescritos durante a lactação, as mamadas devem ser suspensas durante 12-24 horas.

Nitrofurantoína

Gravidez de categoria B, possível anemia hemolítica com utilização no termo. É compatível durante o aleitamento, mas deve ser evitado em doentes com deficiência de G-6-PD.

Trimetoprim

Gravidez Categoria C, potencialmente problemático no início da gravidez mas Compatível na lactação se utilizado como medicamento combinado.

Antivirais (aciclovir, famciclovir, valaciclovir)

Gravidez Categoria B. O aciclovir e o valaciclovir atravessam facilmente a placenta. Podem ser utilizados no tratamento e supressão do VHS. O aciclovir e o valaciclovir são compatíveis durante a lactação, mas o Famciclovir deve ser evitado

Anti-retrovirais/NRTI (abacavir, didanosina (ddI), emtricitabina (FTC)

Categorias de gravidez C/B/B. O benefício materno geralmente supera o risco fetal, uma vez que atravessa a placenta. Os dados limitados de cada um não revelam um aumento do risco de anomalias. A didanosina tem sido associada a acidose láctica grave com ou sem pancreatite

Anti-retrovirais/NRTI (lamuvidina (3TC), estavudina (d4T)

Gravidez Categoria C e O benefício materno geralmente supera o risco fetal. Atravessa a placenta por simples difusão. Os dados relativos à lamivudina não revelam um risco acrescido de anomalias, ao passo que a estavudina tem sido associada a uma acidose láctica grave com ou sem pancreatite. Todos os NRTIs têm sido possivelmente associados a disfunção mitocondrial pós-natal

Anti-retrovirais/NRTI (tenofivir, zalcitabina (ddC), zidovudina (AZT))

Categoria de gravidez B/C/C, mas o benefício materno geralmente supera o risco fetal. Atravessa a placenta por simples difusão. Os dados limitados relativos à zalcitabina não revelam um aumento do risco de anomalias. A zidovudina é habitualmente utilizada, mas pode causar anemia neonatal. Os dados limitados com o tenofivir revelam um baixo risco de teratogenicidade

Anti-retrovirais/NNRTI (delavirdina, efavirenz, nevirapina)

Gravidez Categoria C. O risco materno é geralmente superior ao risco fetal. É provável que se infiltre no feto (a nevirapina é fácil de penetrar), ao passo que a delavirdina apresenta um possível risco de desenvolvimento fetal, mas os dados disponíveis em seres humanos são limitados. O efavirenz está associado a anomalias em macacos, dados limitados em seres humanos, possíveis NTD. A nevirapina pode ser utilizada em dose única no parto para prevenir a transmissão do VIH, mas pode causar hepatotoxicidade e erupção cutânea

Anti-retrovirais/PI

Gravidez Categoria B/C. Os benefícios para a mãe são normalmente superiores aos riscos para o feto. É provável que atravesse a placenta. Todos os PIs podem causar hiperglicemia ($\uparrow$ GDM?). O atazanavir pode causar hiperbilirrubinemia e o indinavir pode causar nefrolitíase

Anti-retrovirais / Inibidor da fusão (enfuvirtida)

Gravidez Categoria B e os benefícios para a mãe geralmente superam os riscos para o feto. Tem uma molécula muito grande (4492 daltons) que é menos suscetível de atravessar a placenta. Os dados relativos aos animais não revelam riscos, mas não existem dados disponíveis relativos aos seres humanos. Deve ser administrado durante o primeiro trimestre, se possível

Antifúngicos/Azóis (fluconazol, itraconazol, cetoconazol, posaconazol, voriconazol)

Categorias de gravidez C/C/C/D, com probabilidade de atravessar a placenta. O fluconazol > 400 mg/dia parece estar associado a anomalias craniofaciais, o itraconazol parece ter um risco baixo e o cetoconazol pode afetar a síntese de testosterona e cortisol. Não existem dados disponíveis sobre o voriconazol em humanos, mas existe um risco acrescido em animais. Considerando a lactação, o fluconazol é compatível de acordo com a AAP, o itraconazol pode concentrar-se no leite e nos tecidos corporais, pelo que não é recomendado, enquanto o cetoconazol é compatível de acordo com a AAP. Não há dados registados sobre o voriconazol, pelo que não é recomendado

Antifúngicos/Polienos Anfotericina B

Categoria de gravidez B, compatível, os complexos lipídicos também são compatíveis, mas não existem dados disponíveis sobre a compatibilidade com a lactação.

CONSIDERAÇÕES ANESTÉSICAS

ALTERAÇÕES DO SISTEMA RESPIRATÓRIO

O consumo de oxigénio diminui e a CRF também diminui em 20% ($\downarrow$ reserva de O2 e potencial para encerramento das vias aéreas), o que pode levar a dessaturação rápida ou hipoxemia. A ventilação alveolar aumenta 25% até ao 4º mês, seguindo-se um aumento adicional de 45% a 70% até ao termo. Há uma diminuição da $PaCO_2$ de 28 para 32 mmHg (alcalose respiratória crónica e diminuição dos níveis de HCO3⁻ e do tampão de base), o que aumenta a probabilidade de ventilação com máscara difícil ou de intubação devido ao edema das vias aéreas provocado pelo ingurgitamento capilar e pelo aumento de peso.

ALTERAÇÕES DO SISTEMA CARDIOVASCULAR

Verifica-se um aumento do débito cardíaco de 30% a 50% em 28-30 semanas, um aumento da VS de 25%-30% e um aumento da FC de 15%-25%. A RVS diminui em 15%-20% juntamente com a diminuição da RVP. Existe um risco de hipotensão supina devido à compressão da veia cava inferior e da aorta, principalmente a partir das 18-20 semanas de gestação. A perfusão útero-placentária pode diminuir com a distensão do plexo venoso epidural, o que pode aumentar a probabilidade de injeção intravascular e de maior disseminação dos anestésicos locais

ALTERAÇÕES HEMATOLÓGICAS

O volume sanguíneo reduziu-se em 30% a 45% por termo e o volume plasmático aumenta em 55% com um aumento de 30% nas hemácias. As alterações hematológicas incluem anemia dilucional, leucocitose benigna e aumento dos factores I, VII, VIII, X, XII e FDP. Há um aumento da rotação das plaquetas, da coagulação e da fibrinólise (um estado de coagulação intravascular acelerada mas compensada), o que leva a um risco acrescido de complicações tromboembólicas.

ALTERAÇÕES DO SISTEMA GASTROINTESTINAL

A incidência de refluxo esofágico aumenta, enquanto o tónus do esfíncter esofágico inferior diminui devido ao relaxamento provocado pela progesterona. Juntamente com a distorção da anatomia gástrica e pilórica, há também um aumento da pressão gástrica do útero grávido. Observa-se um aumento definitivo do risco de regurgitação e aspiração após as 18 a 20 semanas de gestação e também pode ser observado mais cedo em parturientes sintomáticas

REACÇÕES À ANESTESIA

A indução rápida de anestesia geral pode levar a hiperventilação alveolar, redução da CRF e redução da CAM em 30%.

■ Diminuição das necessidades de tiopental

■ Os níveis de colinesterase diminuem em 25%, no entanto, a dose não é afetada devido ao aumento do volume de distribuição

Há redução da ligação proteica devido à baixa albumina e aumento da sensibilidade ao bloqueio neural periférico. Pode ser necessário um bloqueio mais extenso com anestesia epidural e raquianestesia.

<h1 style="text-align:center">ANESTÉSICOS GERAIS:</h1>

A utilização de AG deve ser orientada por estes critérios:

1. Manutenção da oxigenação fetal

2. Evitar agentes teratogénicos

3. Prevenção do parto prematuro

A oxigenação fetal é obtida através da manutenção de uma PaCO2 e PaO2 maternas normais, da resistência vascular uterina e da tensão arterial materna. A vasculatura uterina, embora ampla, pode sofrer constrição em condições de alcalose materna e administração de vasopressores alfa adrenérgicos. Níveis profundos de agentes inalatórios causam hipotensão materna rápida, o que pode causar hipóxia fetal. O tratamento da hipotensão materna consiste na administração de fluidos intravenosos, no reposicionamento da doente para o lado lateral, na diminuição da concentração de AG e na utilização de um vasoconstritor de ação indireta, ou seja, a efedrina.

NITROUSOXIDO

® Teratogénico em roedores, mesmo quando é mantida uma homeostase normal

Há um aumento da incidência de reabsorção fetal e de anomalias esqueléticas e viscerais (situs inversus). É necessário pelo menos 50% de N_2O para produzir consistentemente estas anomalias, sendo normalmente necessária uma exposição de mais de 24 horas. O óxido nitroso Inativa a metionina sintase, tanto em seres humanos como em animais, através da oxidação da vitamina B12 e provoca uma estimulação adrenérgica ά

1

TERATOLOGIA COMPORTAMENTAL

Os anestésicos, que actuam através do mecanismo de potenciação dos receptores $GABA_A$ ou do antagonismo dos receptores NMDA, induzem uma apoptose neuronal generalizada quando administrados durante o período de sinaptogénese (ou seja, o surto de crescimento do cérebro). São observados défices na função sináptica do hipocampo e deficiências persistentes de memória/aprendizagem. As implicações para o feto humano ou para os bebés são ainda desconhecidas.

FACTORES NÃO RELACIONADOS COM A DROGA

Hipóxia e hipercarbia prolongadas e hipoglicemia grave

Stress e ansiedade maternos

A hipertermia provou ser teratogénica para o ser humano e para os animais. Anomalias congénitas do SNC associadas a febre materna superior a 38,9°C durante a primeira metade da gravidez. Está igualmente provado que as radiações ionizantes são teratogénicas para o ser humano e para os animais, tendo sido relatado que não há aumento de anomalias ou restrição do crescimento devido a uma exposição inferior a 5 a 10 rads. A exposição do feto à radiografia do tórax é de 800 milirad.

EFEITOS DA ANESTESIA NO FETO

O risco mais grave durante a cirurgia não-obstétrica é a asfixia intra-uterina

Causas de hipoxia: intubação difícil, intubação esofágica, aspiração pulmonar, níveis elevados de bloqueio regional, toxicidade anestésica local sistémica ou comprometimento das vias aéreas devido a traumatismo

® Causas de diminuição da perfusão uteroplacentária: Compressão aortocaval, elevado nível de bloqueio espinhal ou epidural, hemorragia, hipovolemia, hiperventilação, dose elevada de agentes ά adrenérgicos ou aumento das catecolaminas circulantes, hipertonia uterina por cetamina >2mg/kg no início da gravidez ou doses tóxicas de anestésicos locais.

MOMENTO DA CIRURGIA

A cirurgia electiva não deve ser realizada durante a gravidez e, em geral, a cirurgia deve ser evitada durante o primeiro trimestre. O segundo trimestre é provavelmente a altura ideal e considerada mais segura. As operações de urgência incluem emergências abdominais, doenças malignas, doenças neurocirúrgicas e cardíacas. Em caso de doença materna grave, o objetivo principal é preservar a vida da mãe. Parto cesáreo simultâneo ou antes do procedimento cirúrgico para evitar riscos fetais associados ao posicionamento especial da paciente (posição sentada ou prona), anestesia prolongada, grande perda de sangue intra-operatória, hiperventilação materna, hipotensão deliberada ou circulação extracorpórea

GESTÃO ANESTÉSICA

No pré-operatório, devem ser administrados antagonistas dos receptores H_2 e citrato de sódio 0,3 M. A escolha da anestesia deve ser guiada pela indicação materna, local e natureza da cirurgia. A anestesia regional deve ser usada sempre que possível. A compressão aortocaval pela inclinação lateral esquerda deve ser evitada, uma vez que é significativa a partir das 18-20 semanas de gestação. A indução e intubação de sequência rápida são obrigatórias após as 18-20 semanas de gestação ou antes. As intubações nasais devem ser evitadas sempre que possível e, de preferência, devem ser utilizados tubos endotraqueais de pequeno calibre (6,0-7,0 mm), se necessário. Devem ser utilizados fármacos como tiopental, morfina, meperidina, fentanil, succinilcolina, a maioria dos relaxantes musculares não despolarizantes e anestésicos locais. Alguns acrescentariam atualmente o propofol à lista de medicamentos seguros. O N_2O deve ser evitado durante as primeiras seis semanas de gestação e o N_2O restrito deve ser utilizado, menos de 50%, e evitado em operações extremamente longas. É aconselhável evitar a hiperventilação, a hipoxia, a acidose, a hipotensão e a hipotermia. Administrar lentamente o agente anticolinesterásico após a administração prévia de um agente anticolinérgico. A FCF e a atividade uterina devem ser monitorizadas no intra e no pós-operatório, sempre que possível. Deve ser considerada a profilaxia da TVP.

ANESTÉSICOS LOCAIS

A gravidez pode afetar a sensibilidade do nervo aos anestésicos locais. Com a progressão da gravidez, verifica-se um abrandamento da velocidade de condução nervosa. A toxicidade fetal deve ser considerada, uma vez que os AL atravessam livremente a barreira placentária.

A gravidez reduz os níveis de glicoproteína alfa 1-ácida, resultando num aumento dos níveis de AL livre no plasma e, consequentemente, no potencial para reacções tóxicas. Ter cuidado, uma vez que as injecções intravasculares acidentais de AL com epinefrina provocam a constrição da artéria uterina e diminuem o fluxo sanguíneo para o feto. A administração de Benzocaína, Tetracaína e Lidocaína não resulta num aumento da taxa de malformações fetais.

Situação que determina a realização de pequenos procedimentos maxilo-faciais em pacientes grávidas:

- Infecções do espaço, por exemplo, angina de Ludwig

- Infecções dento-alveolares

Gestão de emergências

Os procedimentos de emergência só devem ser realizados se o tratamento não puder ser controlado através de medicamentos e depois de obter o consentimento dos doentes relativamente aos factores de risco. A incisão e a drenagem devem ser efectuadas tendo em consideração o estado de saúde do doente e a gravidade da infeção. Se o doente estiver hospitalizado durante um período de tempo prolongado, é aconselhado a evitar a cateterização da bexiga para minimizar o risco de ITU.

CONCLUSÃO

A gravidez é um período único de várias alterações fisiológicas que apoiam a formação e maturação de uma nova vida. Todas as mulheres em período de gestação devem ser encorajadas a procurar cuidados médicos e dentários durante a gravidez, uma vez que o não tratamento de problemas em desenvolvimento afecta a saúde da mãe e do feto.

- **REFERÊNCIAS**

- Gabe, S. G., Niebyl, J. R., & Simpsom, J. L. (2002) <u>Obstetrics: Normal and problem pregnancies</u>. (4ª ed.). Philadelphia: Churchill Livingstone.

- Ratcliffe, S. D., Baxley, E. G., Byrd, J. E., & Sakronbut, E. L. (2001) <u>Family Practice Obstetrics</u> (2ª ed.). Philadelphia: Hanley & Belfus Inc.

- Walsh, L. V. (2001) <u>Midwifery: Community-based care during the childbearing years</u>. Philadelphia: W. B. Saunders Company.

CAPÍTULO 7. CIRURGIA PRÉ-PROTÉTICA

INTRODUÇÃO:

A cirurgia pré-protética é a parte da cirurgia oral e maxilofacial destinada a estabelecer as melhores bases de tecidos duros e moles para os aparelhos protéticos.

CLASSIFICAÇÃO DOS PROCEDIMENTOS

Pequena cirurgia protética

- Tecido duro: anomalias do osso alveolar, exostoses

- tecidos moles

Grande cirurgia pré-protética

- Aumento relativo das vestibuloplastias do rebordo alveolar

- Aumento absoluto do rebordo alveolar

enxertos ósseos osteotomias

- Implantes dentários

implantes aparafusados endósseos-osteointegrados

implantes transmandibulares (bosker)

OBJECTIVOS DA CIRURGIA PRÉ-PROTÉTICA

O principal objetivo da cirurgia pré-protética é assegurar uma base de prótese estável, a fim de simplificar a conceção e a construção da prótese dentária, melhorar a retenção de uma prótese dentária, contrariar as forças de deslocação durante uma função oral normal e reduzir o potencial de alterações adversas do osso e dos tecidos moles em resultado da função protética.

Padrões de perda óssea:

A maior parte da perda óssea ocorre no primeiro ano de utilização da prótese (10 vezes mais), tal como citado por Tallgren em 1972. A perda óssea é de cerca de 1 mm por ano, sendo 4 vezes maior na mandíbula. A direção da reabsorção da maxila é na porção vestibular e inferior do rebordo alveolar, enquanto a mandíbula reabsorve para baixo e para fora, causando um rápido achatamento do rebordo

Padrão de reabsorção da crista edêntula: (Mercierl995):

- Tipo I - modelação menor do rebordo, (o rebordo é suficientemente largo na sua crista para acomodar os dentes recentemente extraídos).
- Tipo II - crista residual atrófica acentuada, (a crista torna-se fina e pontiaguda)

- Tipo III - crista óssea basal (a crista pontiaguda achata-se ao nível do osso basal)

- Tipo IV - reabsorção do osso basal (a crista achatada torna-se côncava à medida que o osso basal reabsorve.

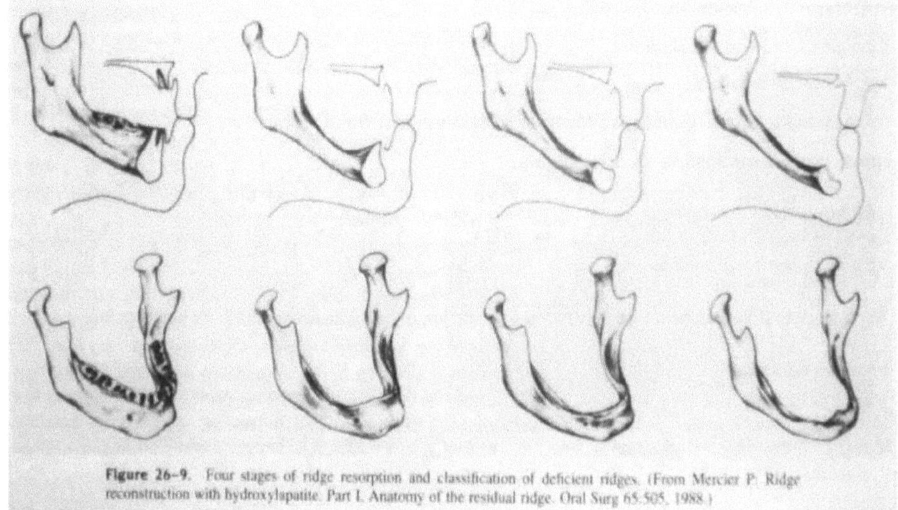

Figure 26-9. Four stages of ridge resorption and classification of deficient ridges. (From Mercier P. Ridge reconstruction with hydroxylapatite. Part I. Anatomy of the residual ridge. Oral Surg 65:505, 1988.)

PROCEDIMENTOS CIRÚRGICOS PRÉ-PROTÉTICOS

1) Procedimento para melhorar os tecidos moles alveolares.

- Remoção de tecidos hipermóveis
- Epulis fissuratum
- Hiperplasia fibrosa da tuberosidade maxilar
- Hiperplasia fibrosa da almofada retromolar mandibular.
- Mucosa palatina hiperplásica.
- Hiperplasia papilar palatina
- Frenectomia:

o Frénulo labial hipertrófico

o Frénulo lingual anormal

o Anexos elevados do frénulo bucal

o Contratura da cicatriz

2) Procedimento para melhorar os rebordos alveolares ósseos:

Técnicas para lidar com o excesso alveolar

- Alveoloplastia
- Redução da tuberosidade
- Redução da crista milohióide
- Redução ou recolocação do tubérculo genial
- Remoção de exostoses

o toro mandibular

o toro palatino

o exostoses bucais

o exostoses palatinas laterais

- Cirurgia de prótese imediata

- Mal-estar nos maxilares

Técnicas para tratar a reabsorção alveolar excessiva (atrofia alveolar)

Técnicas para compensar a atrofia alveolar

- Vestibuloplastia (sulcoplastia, extensão do sulco, extensão da crista)

- Vestibuloplastia submucosa

- Abaixamento do assoalho da boca (vestibuloplastia lingual, plastia do assoalho da boca)

- Próteses dentárias

- Implantes

- Tuberoplastia

- Zigomaticoplastia

- Rebaixamento do forame mental

Técnicas de correção da atrofia alveolar

- Aumento direto do bordo superior da mandíbula

- Aumento direto do maxilar atrófico

- Aumento do bordo inferior da mandíbula

- Aumento do rebordo mandibular atrófico com enxertos ósseos pediculares e interposicionais

- Osteotomias verticais e horizontais combinadas para aumento mandibular

- Aumento do rebordo maxilar atrófico com enxertos ósseos pediculares e interposicionais

- Aumento labial do rebordo mandibular anterior não cortado.

- Aumento com materiais de enxerto sintéticos.

Remoção de tecido crestal redundante (hipermóvel):

Antes da remoção do tecido, é necessário decidir se o aumento do rebordo deve ser efectuado ou não. É efectuada uma incisão elíptica, em forma de "v". O excesso de tecido é removido e as margens da incisão são aproximadas provisoriamente para garantir que foi removido tecido adequado.

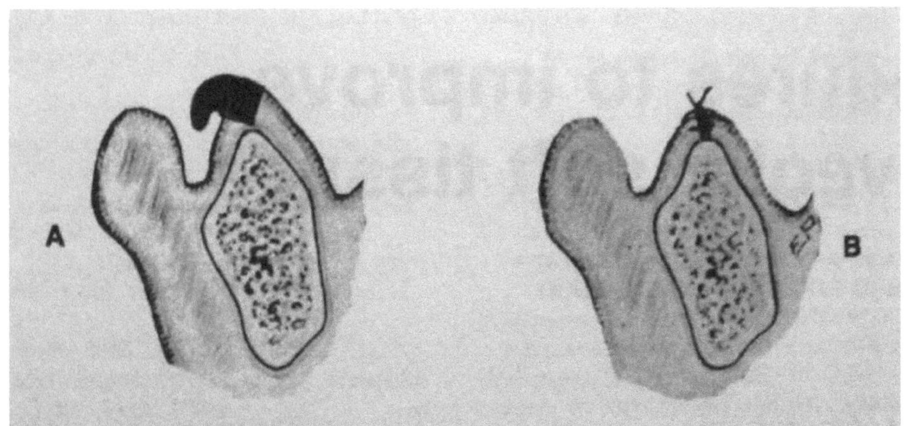

Remoção de Epulis fissuratum:

Fibrose submucosa secundária a irritação crónica da prótese. A excisão cirúrgica ou a criocirurgia é o tratamento de eleição.

Hiperplasia fibrosa da tuberosidade do maxilar:

A pneumatização do seio maxilar pode evoluir para uma tuberosidade maxilar alongada, pelo que se aconselha a realização de radiografias laterais pré-operatórias. Em geral, a distância intermaxilar deve ser de pelo menos 1 cm. O excesso de tuberosidade é removido por ressecção em cunha. Se for necessária a remoção de osso, são utilizadas limas e alicates para osso e deve permanecer uma altura de sulco de, pelo menos, 2-3 mm.

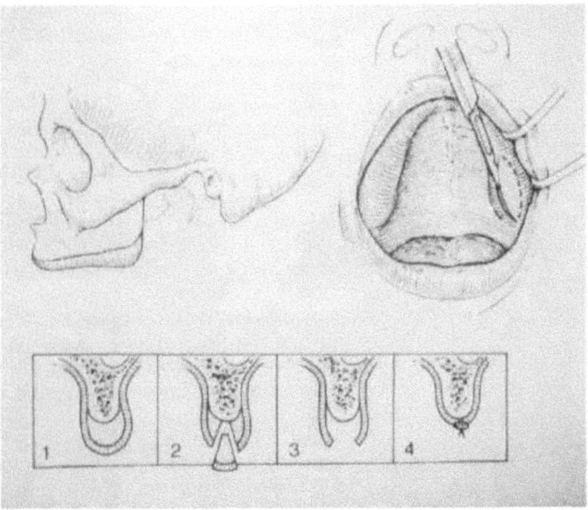

Hiperplasia fibrosa da almofada retromolar mandibular:

Técnica semelhante à da correção da tuberosidade maxilar hiperplásica, consistindo na excisão em cunha e no desbaste do retalho, se necessário. O desbaste do retalho lingual deve ser efectuado com precaução devido à proximidade do nervo lingual.

Mucosa palatina hiperplásica:

Aumento fibroso da mucosa que ocorre ao longo do aspeto palatino do 1st 2nd e 3rd molar e o tecido é firme e não sensível. O volume excessivo e a presença de rebaixamento causam interferência mecânica na prótese.

Procedimento:

Dissecção submucosa e excisão do tecido

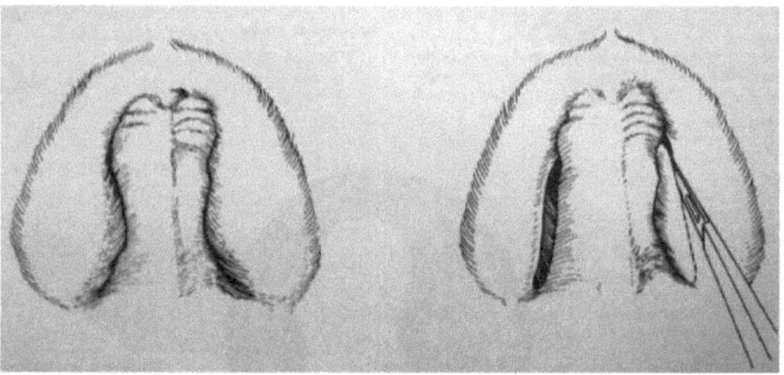

Remoção da hiperplasia papilar palatina:

A hiperplasia papilar palatina é uma condição de etiologia desconhecida. Observa-se geralmente em doentes que usam próteses dentárias mal ajustadas. Pode apresentar inflamação e edema dos tecidos palatinos, e numerosas projecções papilares. Curetagem (utilizando uma cureta antral), electrocauterização, muco-abrasão com broca acrílica de movimento lento, criocirurgia, etc. O stent é utilizado para parar a hemorragia e proteger a ferida.

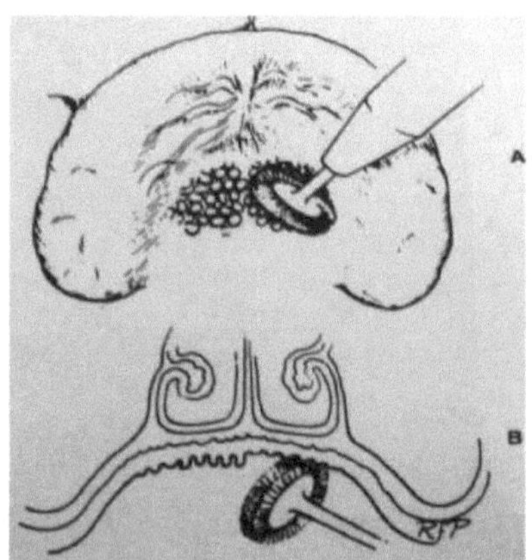

Frenectomia:

Frénulo labial ou bucal anormal:

Técnicas:

Plastia em Z

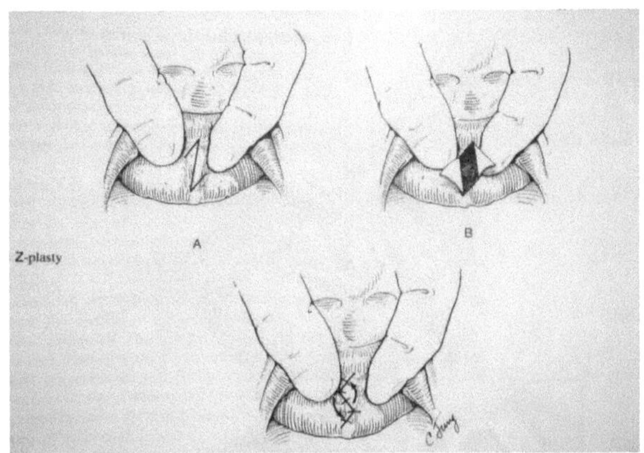

Retalho de avanço em V-Y

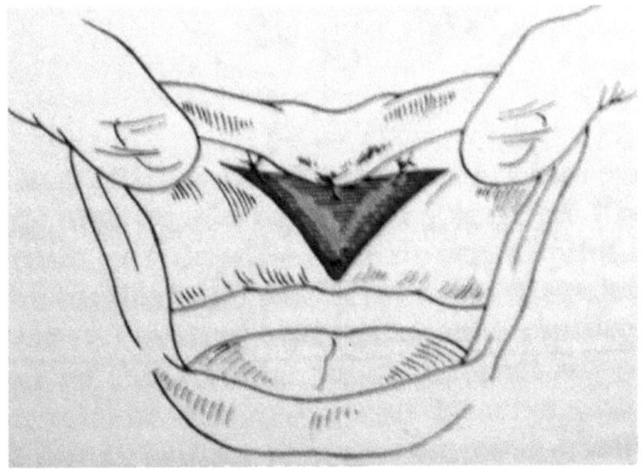

Excisão de diamante

Quando o frénulo é largo, a melhor forma de o corrigir é através de uma vestibuloplastia localizada

Frénulo lingual anómalo: (trava-línguas, anquiloglossia):

A anestesia local é administrada com vasoconstritor e a ponta da língua é elevada com sutura de tração. O frénulo é incisado perto da língua para evitar o corte acidental do orifício da glândula submandibular. O corte é direcionado posteriormente até a ponta da língua estar móvel e poder alcançar o palato com a boca aberta. O fecho deve ser efectuado per primum e deve evitar-se a readesão. O movimento da língua deve ser encorajado.

Procedimentos para melhorar o rebordo alveolar ósseo:

Técnicas para lidar com o excesso alveolar:

- Alveoloplastia juntamente com a remoção do dente: (preservação do osso, alveolectomia, alveolotomia)

- Inserção de próteses imediatas, reduz a reabsorção óssea (Johnson 1967)

- Reflexão extensa do mucoperiósteo, predispõe à reabsorção alveolar subsequente (guernsey 1971; tideman & dekker 1973)

- Extração de traumatismos

- Remoção das espículas ósseas e redução mínima do osso interseptal (saliente).

- Sutura

Alveoloplastia cortical

- Alveolotomia interseptal de Deans.

- Willard (1853)

- Kallenberger(1953)

- Dean" (1941)

- Obwegeser (1968)

Recontorno alveolar secundário:

Administrar anestesia local, efetuar uma incisão Crestal juntamente com incisões verticais. O retalho mucoperiosteal é levantado e o osso é removido com uma broca, um osteótomo ou uma lima de osso. É importante um fecho seguro, uma vez que a cicatrização será prolongada se ocorrer uma deiscência (uma vez que a preservação do osso alveolar é importante, deve considerar-se o aumento em vez da redução do rebordo).

Remoção do toro mandibular:

Toro mandibular ou exostose localizada na superfície lingual da mandíbula na região dos molares e pré-molares. Geralmente é bilateral, simples/lobulado/múltiplo.

Remoção do toro palatino:

Massa óssea séssil na linha média do palato. Pode ser larga/plana, nodular ou tabulada.

indicações para a remoção do toro:

1) toro extremamente grande que preenche a abóbada palatina

2) toro que se estende para além da zona da barragem

3) cobertura mucosa traumatizada

4) toro com cortes profundos

5) toro que interfere com o discurso

6) fobia de malignidade.

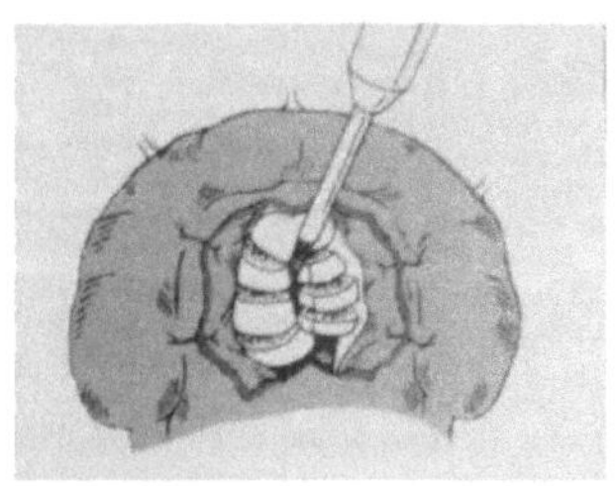

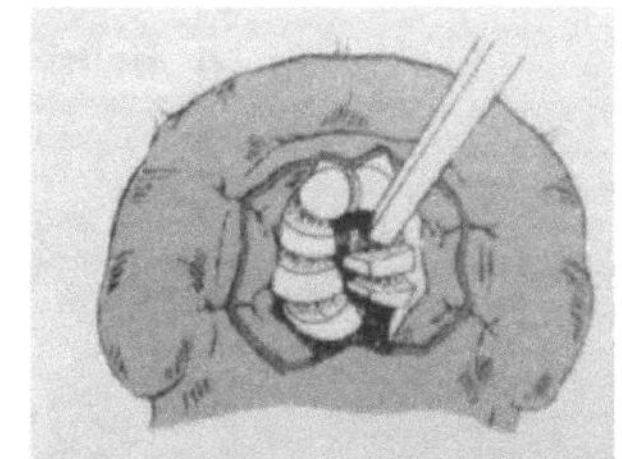

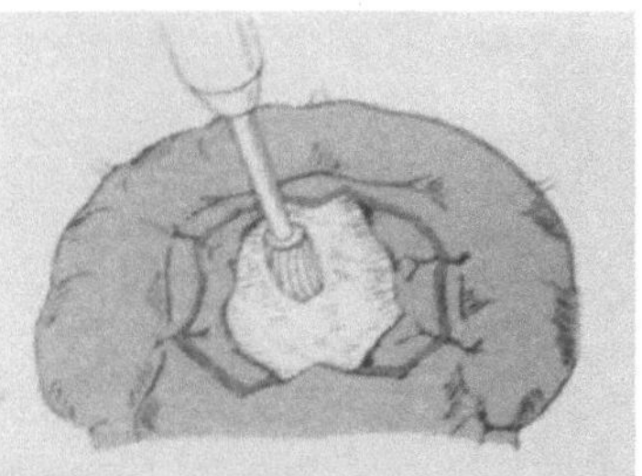

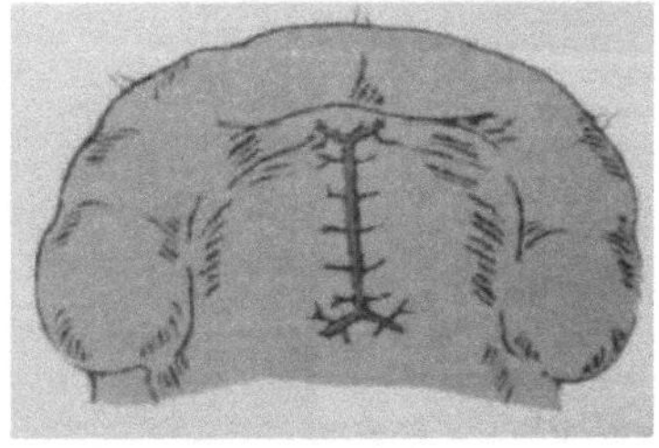

Redução da tuberosidade:

Redução da crista milo-hióidea:

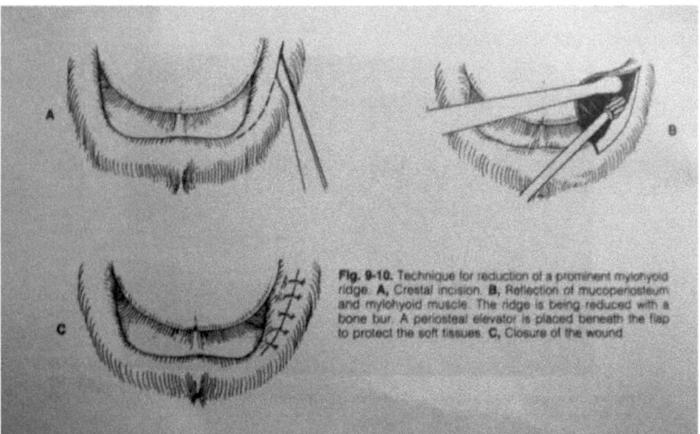

Redução ou recolocação do tubérculo genial:

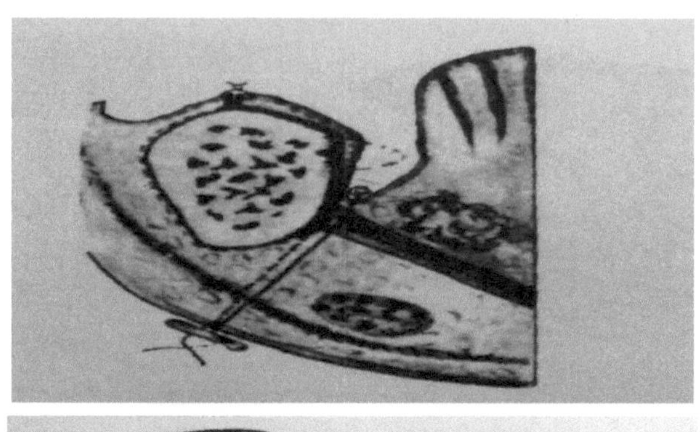

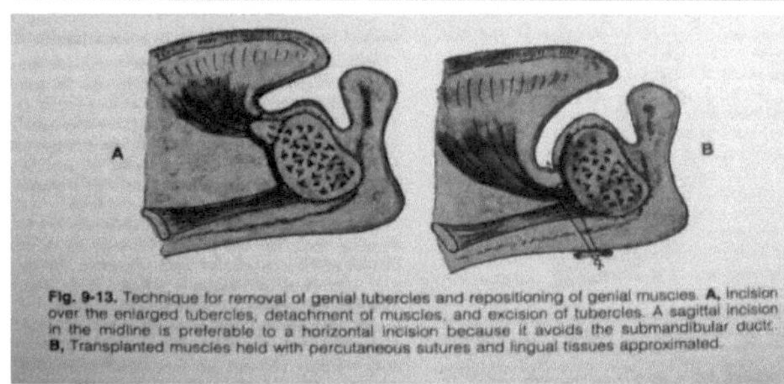

Fig. 9-13. Technique for removal of genial tubercles and repositioning of genial muscles. A, incision over the enlarged tubercles, detachment of muscles, and excision of tubercles. A sagittal incision in the midline is preferable to a horizontal incision because it avoids the submandibular ducts. B, Transplanted muscles held with percutaneous sutures and lingual tissues approximated.

Cirurgia de prótese imediata:

Técnicas para tratar a reabsorção alveolar excessiva: (atrofia alveolar)

Técnicas para compensar a atrofia alveolar:

Procedimentos nos tecidos moles da mandíbula

Vestibuloplastia com enxerto de pele e rebaixamento do pavimento da boca:

Efeitos da vestibuloplastia:

A vestibuloplastia pode afetar a resistência mecânica às forças de deslocação e estabilizar a área de assentamento da prótese. A pele é um tecido de suporte de carga (o limiar de dor da pele enxertada é superior ao da mucosa) e é provável que haja uma reabsorção mandibular mais lenta sob a pele.

Técnica para a cirurgia da zona dadora:

O doente é colocado em posição supina. O local mais comum é paralelo e caudal à crista ilíaca. A largura do enxerto depende da altura do corpo da mandíbula (5-6 cm) e a espessura deve ser de, no mínimo, 0,3 mm. A espessura também pode variar de translúcida (Thiersch) a opaca (espessura média dividida). O tecido adiposo não deve estar presente no enxerto.

As variáveis que afectam a profundidade do corte são a tensão aplicada para segurar o enxerto enquanto este é cortado, a pressão sobre o dermátomo, o ângulo do dermátomo e a resistência do tecido subjacente.

O comprimento deve ser de cerca de 16 cm.

Procedimento:

Dissecção bucolabial:

É administrada anestesia local para a hemostase e para o balonamento do tecido. Em seguida, incisão crestal com lâmina n.º 15 a partir da margem lateral da almofada retromolar, prolongada para o lado oposto. A incisão transversal é efectuada na origem posterior das incisões crestais. É preferível um plano de dissecção supra-periosteal. Na área mais posterior, a dissecção deve terminar no oblíquo externo e não deve ser mais profunda do que 2 mm no lado lateral. Na região do primeiro molar, a profundidade deve ser quase até a borda inferior, se necessário.

Na área do nervo mental, a dissecção é superficial para minimizar o trauma no feixe nervoso. Em torno da linha média da mandíbula, a dissecção deve terminar pelo menos 1 cm acima da borda inferior da mandíbula. Isto evita a queda do queixo.

Dissecção lingual:

Um bolus de gaze (2x2x3cm) é colocado firmemente numa pinça de fixação de gaze, e é colocado na região sublingual posterior. Segue-se a rotação da gaze para longe da crista do rebordo, o que proporcionará uma boa visibilidade e retração. A incisão é iniciada no lado lingual da almofada retromolar, na junção da mucosa livre com a mucosa aderida. As fibras acessíveis do milohióideo são seccionadas na mandíbula com uma lâmina nº 15 e a fixação remanescente da porção posterior do milohióideo (não facilmente visualizada); é utilizada uma pinça hemostática curva para elevar o músculo. O dedo indicador é utilizado para continuar a dissecção até ao bordo inferior da mandíbula na região da glândula submandibular. O bordo agudo da crista milo-hióidea não precisa de ser aparado, exceto se for muito agudo ou se o protésico o desejar.

Sutura:

Antes da colocação das suturas submandibulares, verificar se existe hemorragia persistente. O material monofilamentar tem o menor risco de infeção, mas requer remoção, enquanto o material Catgut tem um risco ligeiramente superior de infeção. O material não absorvível é desejável se o enxerto for colocado por sutura. São normalmente utilizadas 8 peças de 2-0 tamanhos.

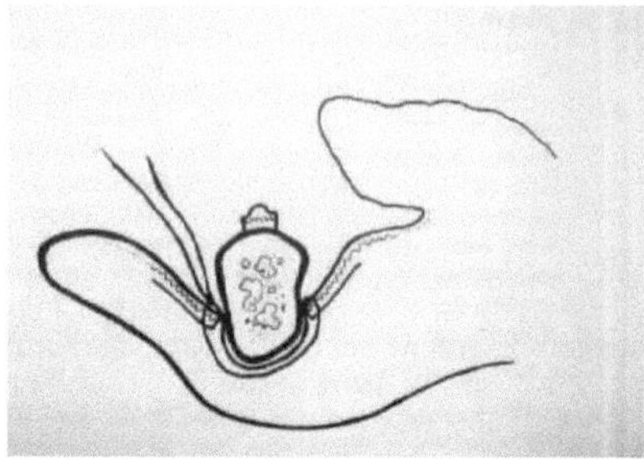

Aplicação de enxerto de pele através de um stent.

As vantagens da utilização de stent para enxerto de pele são a maior versatilidade, ou seja, a pele pode ser adaptada com exatidão a qualquer contorno da área vestibular e a pele pode ser melhor adaptada ao rebaixo lingual. Um enxerto com espaços vazios pode ser manipulado. E pode ser utilizado um enxerto mais fino, o que permite uma melhor cicatrização da zona dadora

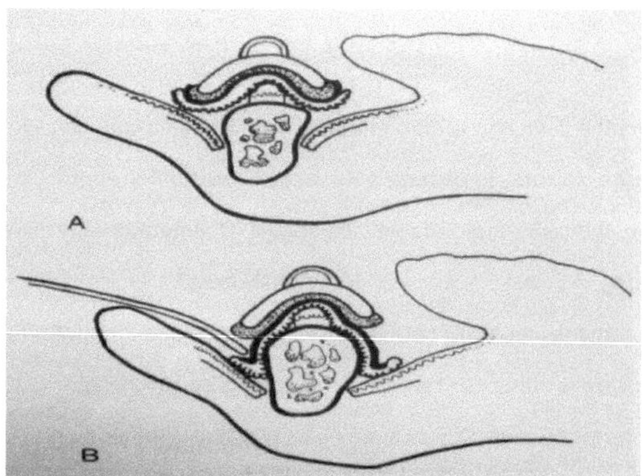

Aplicação de enxerto de pele com suturas:

As vantagens da utilização de suturas residem no facto de o doente se sentir mais confortável e de não ser necessária a construção de stents, materiais de adaptação, cablagem circum-mandibular, etc.

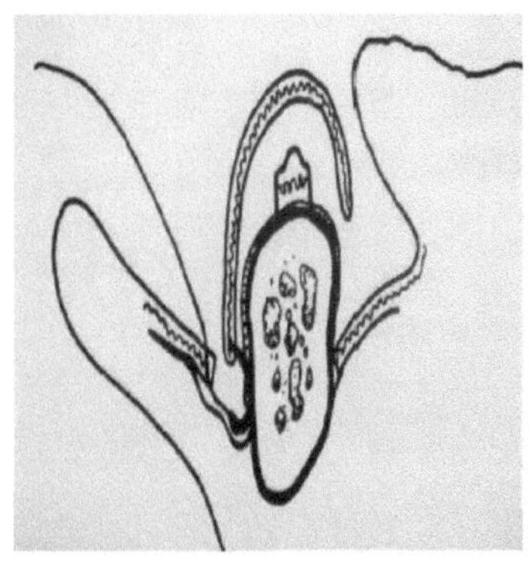 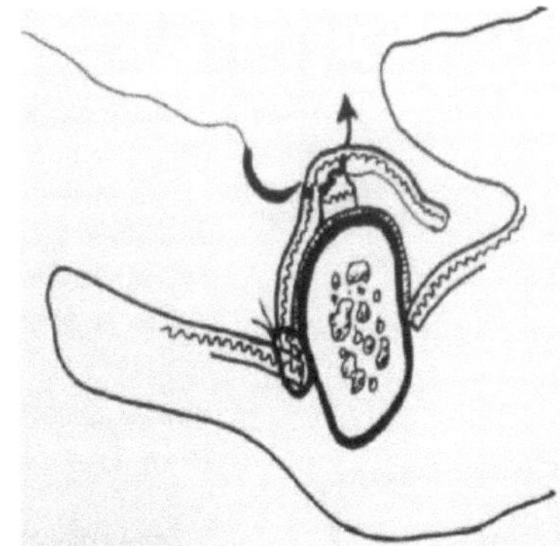

Abaixamento do assoalho da boca apenas:

A epitelização secundária é muito previsível no lado lingual da mandíbula e não é necessário enxerto de pele

Dissecção lingual.

Retalho lingual mobilizado fixado numa posição inferior contra a mandíbula.

Aconchegar o retalho lingual numa posição deslocada inferiormente contra a mandíbula.

Enxerto labiobucal sem rebaixamento do pavimento da boca:

Dissecção de tecidos moles. A margem do retalho é então suturada ao periósteo, na profundidade da dissecção, com múltiplas suturas interrompidas. Em seguida, o enxerto é suturado no local como descrito anteriormente.

Enxerto de mucosa pediculado crestalmente: (lip switch):

A operação de Kazanjian:

Kazanjian (1924) descreveu a utilização de um retalho de mucosa dissecado posteriormente a partir do bordo vermelhão do lábio inferior, com a sua fixação na crista alveolar. O músculo mental é destacado do periósteo até a profundidade necessária, e a periferia do retalho é suturada ao periodonto na base do novo sulco.

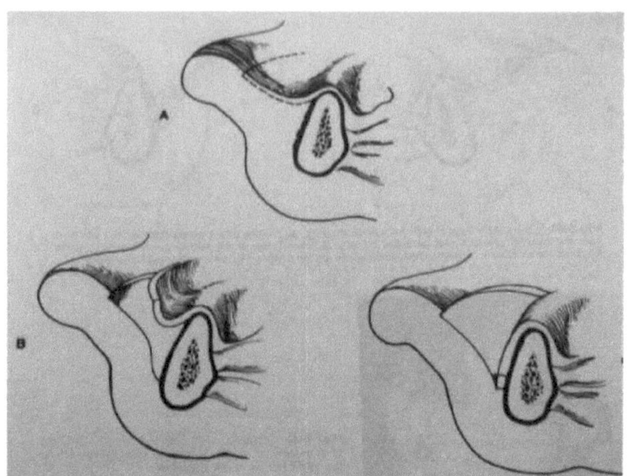

Godwin, em 1947, modificou-a, elevando o periósteo e permitindo que a mucosa fosse enxertada diretamente no osso.

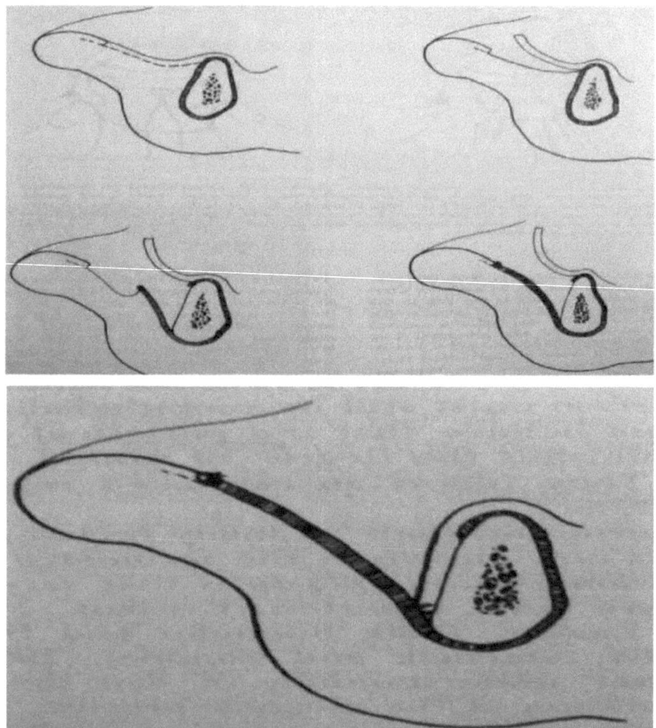

A operação de Edlan:

Edlan (1973) combinou a sua vestibuloplastia labial com a ressecção do músculo milo-hióideo. A técnica transfere a mucosa do lábio e da bochecha para as áreas de suporte da prótese, proporcionando assim o tecido ideal para a adesão da prótese.

Desvantagens:

A formação de cicatrizes é a principal desvantagem, na profundidade do sulco e a epitelização secundária de algumas superfícies cruentas do lábio e da bochecha produz contração, inelasticidade e perda do ganho do sulco. Pode também provocar a inversão do lábio e o achatamento do sulco lábio-cinzento.

Operação de Hopkin:

Combina:

1) Uma vestibuloplastia labial utilizando o retalho tipo kazanjian.

2) Uma sulcoplastia submucosa, para remover a inserção do bucinador da região molar e aumentar a largura da área de suporte da prótese.

3) Ressecção bilateral da crista milo-hióidea. A mucosa lingual é substituída para fazer a fixação à mandíbula (hopkins 1974).

4) Enxerto de pele da superfície labial crua para produzir:

a) Cicatrização rápida e menos desconforto pós-operatório

b) Uma cicatriz mucocutânea ou linha de contração concebida para ajudar na retenção da prótese, para além do efeito de sanduíche que mantém os flanges da prótese contra o alvéolo através da pele.

c) Apoio do músculo mentalis descolado que reduz o prolapso do tecido mole do queixo.

d) Recaída mínima do sulco recém-criado e prevenção da inversão dos lábios, não suturando a mucosa abaixo do vermelhão do lábio ao periósteo refletido

A técnica do Clark:

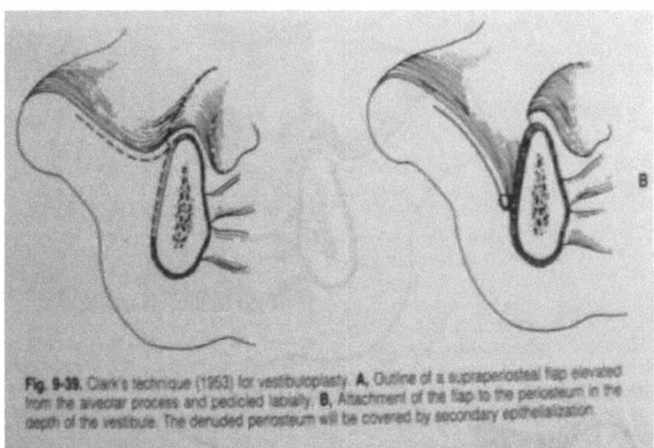

Fig. 9-39. Clark's technique (1953) for vestibuloplasty. A, Outline of a supraperiosteal flap elevated from the alveolar process and pedicled labially. B, Attachment of the flap to the periosteum in the depth of the vestibule. The denuded periosteum will be covered by secondary epithelialization

Vestibuloplastia anterior da mandíbula com enxerto de mucosa livre:

Reposicionamento do nervo mental:

Primeiro por Mathis (1951).

Procedimentos nos tecidos moles dos maxilares:

Vestibuloplastia maxilar com enxerto de pele:

Enxerto estabilizado com um stent.

A colheita do enxerto de pele é idêntica à discutida nos procedimentos mandibulares.

Vestibuloplastia submucosa:

Por obwegeser 1959.

Epitelização secundária:

Foi descrita por Rumpel (1916), Ganzer (1916) e Szaba (1916). Está indicado quando o rebordo alveolar tem uma altura absoluta aceitável, mas a mucosa é deficiente ou cicatrizada

Enxertos de mucosa palatina:

Vestibuloplastia com inlay bucal maxilar:

Trabalho original descrito por gillies. É indicada quando existe uma deficiência absoluta da mucosa facial devido a perda de tecido relacionada com traumatismo, cirurgia ablativa por patologia. Também é feita quando há lábio superior curto de ocorrência natural num paciente edêntulo e perda severa de tecido duro que não pode ser facilmente corrigida por enxerto com osso.

Fase pré-cirúrgica:

Stent cirúrgico:

Técnica cirúrgica

Cuidados protéticos na cirurgia:

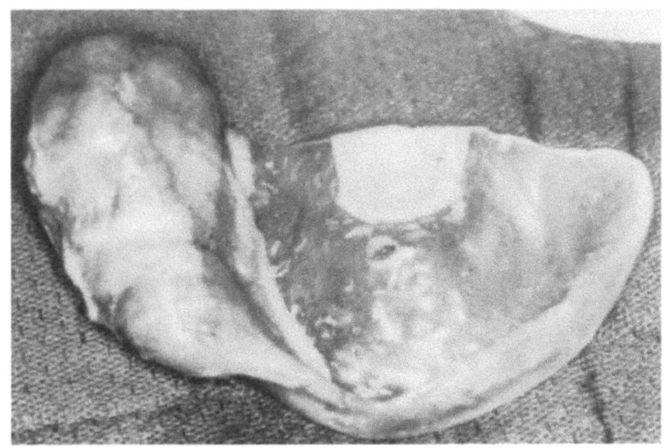

Aprofundamento do entalhe hamular:

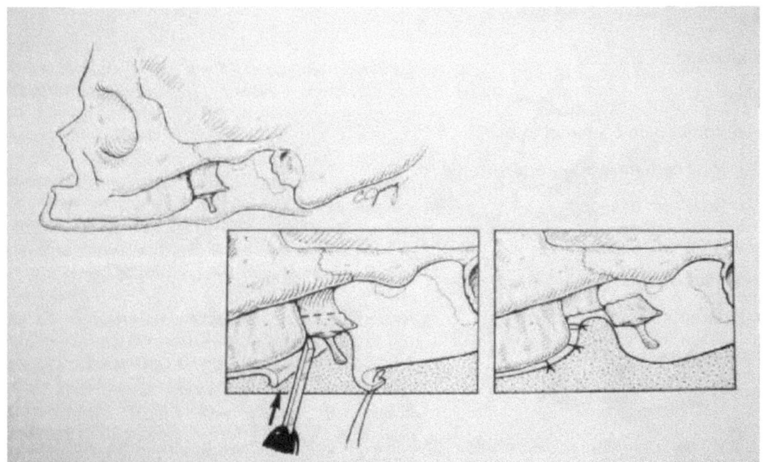

Tuberoplastia.

Um procedimento concebido para recriar a profundidade do entalhe hamular (tem uma previsibilidade limitada de sucesso). Anestesia local, com vasoconstritor

Zigomaticoplastia:

Descrito por Obwegeser (1964). Envolve a remoção ou compressão do osso no contraforte do zigoma (processo zigomático-alveolar), para proporcionar maior altura vestibular e estabilidade lateral.

Próteses dentárias:

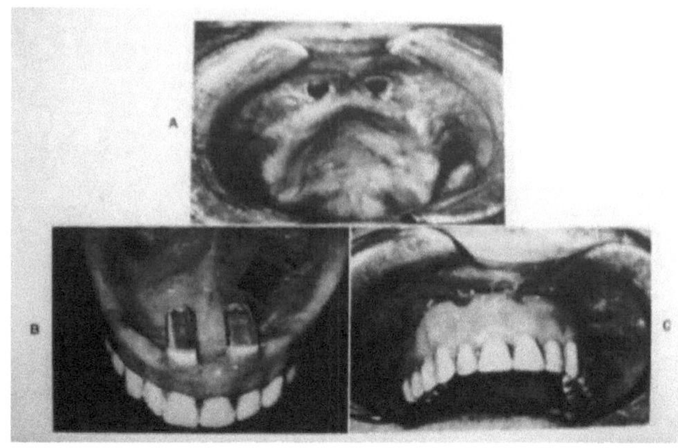

Técnicas de correção da atrofia alveolar:

Reconstrução óssea:

Procedimentos maxilares:

* Enxerto ósseo onlay
* Enxerto ósseo onlay combinado com implantes
* Osteotomia maxilar total com enxerto interposicional
* Osteotomia maxilar total com avanço
* Osteotomia maxilar total com elevação da abóbada palatina
* Osteotomia da abóbada palatina
* Osteotomias maxilares anteriores

Procedimentos mandibulares:

* Enxertos onlay totais

* Enxerto ósseo onlay na mandíbula desdentada atrópica e colocação simultânea de implantes osseintegrados

* Aumento da mandíbula atrópica com enxerto ósseo interposicional

a) Osteotomia de deslizamento do espelho

b) Técnica de sanduíche

c) Técnica da viseira modificada

* Enxerto ósseo no bordo inferior da mandíbula edêntula.

Procedimentos ósseos dos maxilares:

Enxerto ósseo onlay:

Está indicado quando existe uma atrofia alveolar maxilar grave, uma forma plana da abóbada palatina e uma discrepância ligeira a moderada da relação antero-posterior do rebordo. É contraindicado em estado pulmonar comprometido. As vantagens do enxerto ósseo onlay incluem o aumento do alvéolo, a melhoria da forma da abóbada, a melhoria da relação anteroposterior e a remodelação, deixando uma boa forma de crista. As desvantagens incluem a lentidão da revascularização, pode ser necessária uma toracotomia, a reabsorção é variável em estudos a longo prazo, são necessários procedimentos secundários nos tecidos moles e deve ser efectuada sem substituição protésica durante aproximadamente 6 a 7 meses. O procedimento inclui a realização de uma incisão seguida de enxerto de costela

Enxerto ósseo onlay, combinado com implantes:

Procedimento dependente de osso maxilar residual adequado. Isto pode retardar a reabsorção óssea, permitindo uma carga funcional mais rápida e melhor do enxerto ósseo.

Enxerto ósseo autólogo em forma de U da crista ilíaca

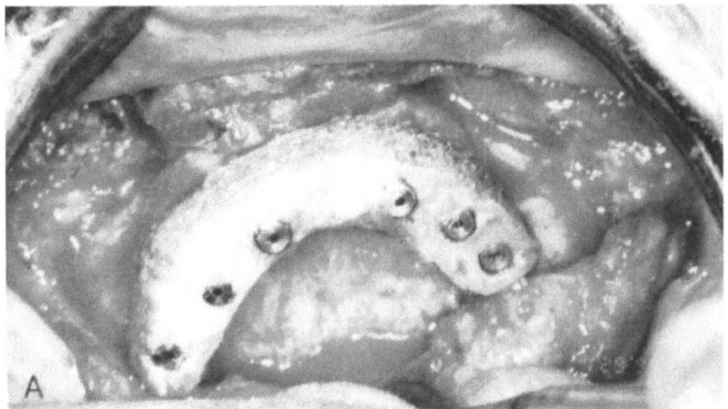

Osteotomia maxilar total com enxerto interposicional:

Está indicado quando existe uma deficiência óssea grave com uma forma de abóbada palatina boa a adequada, discrepância antero-posterior ligeira a moderada e discrepâncias transversais entre a maxila e a mandíbula. É contraindicado quando existe uma forma de abóbada deficiente. As vantagens incluem movimentos estáveis e previsíveis, osso alogénico é aceitável, pode não necessitar de procedimento nos tecidos moles e é possível alterar a relação do rebordo em 3 dimensões. Algumas desvantagens são o facto de poder exigir um local de dador de osso secundário, exigir uma boa forma de abóbada se tiver de ser utilizada isoladamente e poder exigir um procedimento de tecidos moles.

Técnica cirúrgica:

Osteotomia maxilar total com avanço:

Indicado quando há deficiências anteroposterior e transversal e prognatismo mandibular. Para a correção da deficiência antero-posterior, o maxilar pode ser posicionado para a frente numa distância pré-determinada e estabilizado com fios transósseos e enxertos ósseos. A deficiência transversal pode ser corrigida através da segmentação do maxilar fracturado para baixo (através da secção em forma parassagital da espinha pós-nasal ao maxilar anterior)

Osteotomia maxilar total com elevação da abóbada palatina:

Indicado em doentes com deficiência óssea grave na maxila e com deficiência ligeira a moderada da abóbada palatina.

Procedimento:

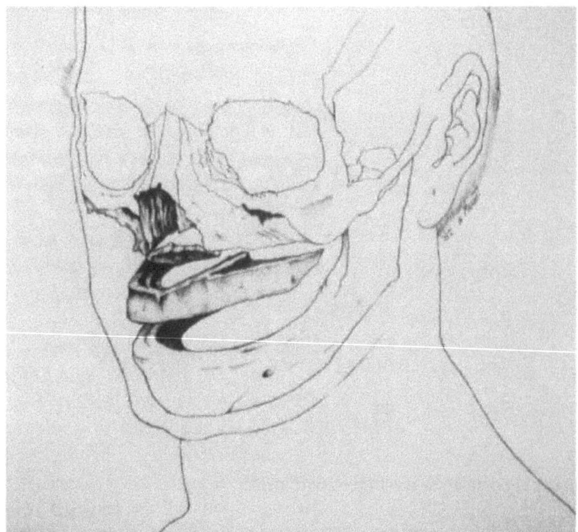

Osteotomia da abóbada palatina:

Está indicado em casos com altura e posição adequadas do rebordo mas com uma forma de abóbada deficiente. É efectuado em conjunto com enxertos interposicionais para melhorar a forma da abóbada. Contraindicado em palato cicatrizado de pacientes com fissura. As vantagens são que cria uma nova forma de abóbada, melhora a estabilidade da prótese e permite um pseudo-aumento da crista atrófica. O fraco fornecimento de sangue ao segmento palatino e a estabilidade desconhecida e os resultados a longo prazo são as principais desvantagens. O procedimento realizado é um retalho palatino completo seguido de fratura do palato para baixo e remoção do osso septal. O palato é então deslocado superiormente.

Osteotomias maxilares anteriores (com ou sem enxerto ósseo)

As indicações são em casos de atrofia anterior grave e forma palatina anterior deficiente. As contra-indicações são em casos de atrofia total do rebordo e quando existe tecido mole redundante sobre osso basilar adequado. As vantagens incluem a correção da atrofia localizada, a criação de uma melhor forma de abóbada e a não necessidade de procedimentos secundários de tecidos moles. A desvantagem, por outro lado, é o facto de a estabilidade ser desconhecida.

Procedimentos ósseos mandibulares:

Enxertos onlay totais:

Indicação:

São indicadas em mandíbula com atrofia generalizada (menos de 5 -6 mm na região do forame mental). As contra-indicações são: Capacidade de fazer qualquer outro aumento, contraindicação médica para AG e em doenças pulmonares (para remoção de costela autógena para uso como enxerto).

Enxerto ósseo onlay em mandíbula edêntula atrófica e colocação simultânea de implantes osseointegrados:

- Abordagem extra-oral

- Abordagem submental

- Abertura de túneis até ao bordo superior da mandíbula, evitando a penetração na cavidade oral

- Enxerto corticocaneloso do ílio, contornado até ao bordo superior da mandíbula e fixado com dois fios circunmandibulares de calibre 24

- Implantes endósseos osseointegrados colocados através do enxerto, na mandíbula residual.

Aumento de enxerto ósseo interposicional na mandíbula atrófica:
1) Osteotomia da viseira

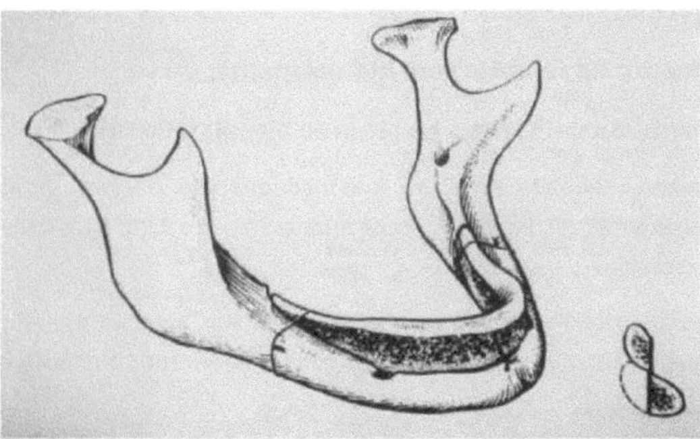

Técnica de sanduíche:

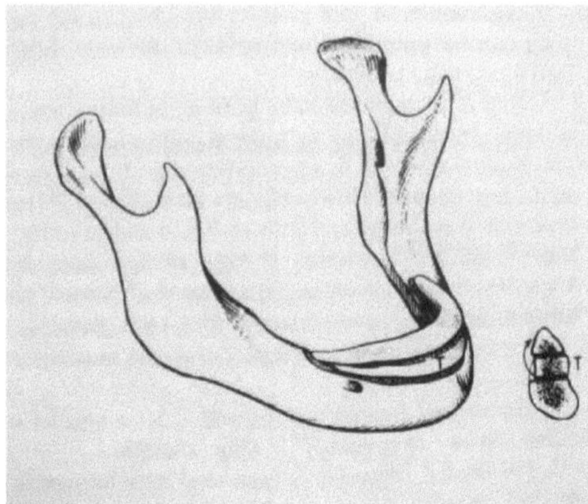

3) Osteotomia em viseira modificada:

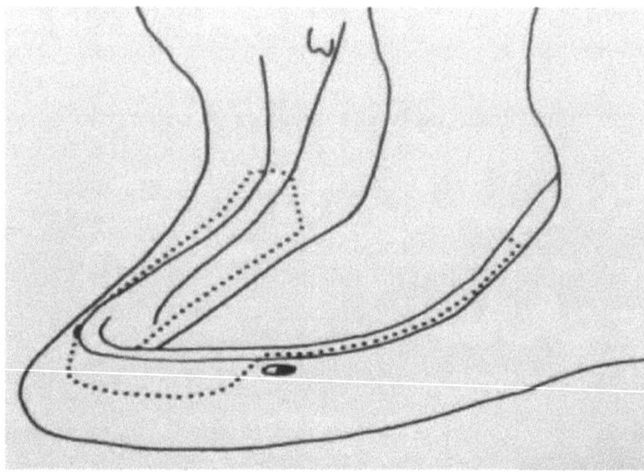

Osteotomia anterior com enxertos onlay posteriores:

Enxerto ósseo no bordo inferior da mandíbula edêntula:

As vantagens são que evita a reabsorção grave que é frequentemente encontrada com o enxerto do bordo superior, a vestibuloplastia secundária e o rebaixamento do pavimento da boca não são necessários e o paciente pode usar uma prótese logo após a cirurgia

Procedimentos de aumento do rebordo com hidroxiapatite:

Classificação e tratamento da deficiência do rebordo alveolar: (kent):

Classe 1: o rebordo alveolar é adequado em altura, mas inadequado em largura, geralmente com deficiências laterais ou áreas de rebaixamento. O paciente recebe apenas HA - 1 a 2 gm para cada área anterior posterior e 3-5 gm para o rebordo total.

Classe II: o rebordo alveolar é deficiente tanto em altura como em largura e apresenta um aspeto de ponta de faca. Os pacientes recebem apenas HA, 2 - 3gm para cada área anterior posterior e 4 - 6gm para o rebordo total.

Classe III: o rebordo alveolar foi reabsorvido até ao nível do osso basilar, produzindo uma forma côncava nas áreas posteriores da mandíbula e uma forma de rebordo ósseo acentuado com tecido mole móvel bulboso na maxila. Os pacientes recebem HA isolado, 8-10gm, ou combinado com osso esponjoso ilíaco autógeno (1gm HA:1cc osso.

Classe IV: há reabsorção do osso basilar, produzindo uma mandíbula ou maxila fina e plana. Os pacientes recebem HA 10 - 12gm misturado com osso autógeno numa proporção de 1:1. Os pacientes que não podem permitir a colheita de osso ilíaco podem receber apenas HA para aumentar modestamente a altura do rebordo. O AH combinado com osso é recomendado para aumentos maiores e para fortalecer a mandíbula

Procedimentos:

(Utilizando talas)

- Técnicas cirúrgicas para deficiências menores (classe 1 e classe 2 pts)
- Técnicas cirúrgicas para as principais deficiências (classe 3 e classe 4 pts)

Complicações:

Pode provocar perda de AH, hematoma e infeção, problemas nos nervos mentais e enchimento excessivo, migração e difusão do AH para áreas adjacentes

Novos materiais e técnicas de confinamento:

- Blocos de HA porosos
- Colagénio
- Vicryl
- Ácido poliglicólico
- Expansores de tecidos
- Fibrina

Preservação do rebordo alveolar.

Distração do osso alveolar:

A osteogénese de distração (DO) é a técnica cirúrgica em que a formação de novo osso é induzida pela separação gradual de segmentos ósseos após uma osteotomia. Foi introduzida por Ilizarov em 1951. Seguido por McCarthy, que relatou o uso da DO na região maxilofacial em 1992. A distração do rebordo alveolar é uma alternativa atractiva ao enxerto ósseo e ao aumento aloplástico. A principal vantagem é a capacidade de ganhar altura vertical e a forma do alvéolo, sem a necessidade de um local de enxerto dador.

Técnicas de tratamento por distração:

- Procedimentos de alongamento puro
- Osteotomias de distração correctivas
- Transporte do segmento ósseo (distração de transporte)
- Estimulação do crescimento dentro de uma placa de crescimento por distração em procedimentos correctivos de crianças, (epifisiólise).

Etapas da técnica de base:

1) Fase de osteotomia: realização de uma osteotomia ou corticotomia e colocação de um dispositivo expansível ligado através dos segmentos ósseos

2) Fase de latência: um período de tempo para o início do processo de cicatrização

3) Fase de distração: ativação do dispositivo para criar tensão no local da cirurgia.

não só o osso se alonga, como também os tecidos moles se adaptam às alterações ósseas, verificando-se um aumento do tamanho do envelope dos tecidos moles - histogénese de distração.

4) Fase de consolidação: manutenção da fenda de distração onde se formou novo osso para permitir a mineralização completa do osso regenerado, deixando o dispositivo no local sem nova ativação.

Princípios cirúrgicos básicos:

As incisões devem ser limitadas, com especial atenção à dissecção mínima do periósteo, para facilitar o fornecimento ótimo de sangue ao local da osteotomia. Todas as osteotomias são bem planeadas e realizadas sob irrigação abundante de fluidos para reduzir os danos no osso membranoso. Este princípio também facilita uma melhor cicatrização e estabilidade. Um período de latência de 7 dias permite a cicatrização e o alongamento dos tecidos moles no local da distração. A ativação do distrator é iniciada a uma taxa de 1 mm por dia, uma vez por dia. É necessário um período de consolidação de 45 a 90 dias. As vantagens da osteogénese de distração são que esta técnica pode ser realizada em regime ambulatório sob sedação intravenosa profunda. Há menos morbidade pós-operatória, devido à dissecção limitada e à técnica de distração gradual. Além disso, a necessidade de osteotomias maxilares completas é eliminada, assim como a morbidade do local doador. Para além disso, também minimiza a necessidade de transfusão de sangue e evita danos no nervo alveolar inferior. As cicatrizes faciais hipertróficas são eliminadas e a taxa de adesão dos pacientes é elevada. A lesão do feixe neuro-vascular é evitada através de osteotomias e colocação de parafusos cuidadosamente planeados.

Implantes cirúrgicos para próteses:

As indicações sugeridas por Schroder 1967 são nos casos em que a atrofia alveolar grosseira e os sintomas associados não são aliviados por uma técnica de prótese correcta ou por cirurgia pré-protética. Em doentes com deficiência mental ou psicológica com rejeição do padrão normal da prótese (engasgamento, etc.), em sensibilidade generalizada resultante da mucosa atrófica, em doentes que apresentam resposta alérgica a materiais de prótese e em determinados grupos profissionais especiais (tocadores de instrumentos de sopro). Além disso, alguns doentes com fenda palatina podem ser indicados para implantes cirúrgicos. Prevenção de alterações do perfil dos tecidos moles que podem ocorrer com a vestibuloplastia em caso de atrofia grosseira.

As contra-indicações são: doença aguda/terminal, gravidez, doença metabólica não controlada, quando existe radiação fumigante no local do implante, quando existem expectativas irrealistas por parte do paciente ou existe uma motivação inadequada, falta de experiência do operador e em casos em que a capacidade de restauração protética é questionável.

SINUSLIFT

Materiais de enxerto para elevação do seio maxilar:

Osso autógeno:

- Anca
- Tíbia
- Sínfise
- Ramus

- Tuberosidade maxilar

Aloenxerto:

- Osso liofilizado
- Osso desmineralizado liofilizado

Aloplástico:

- Hidroxiapetite
- Fosfato tricálcico
- Cerâmica de vidro bioactiva

Xenoenxertos:

- Osso de bovino

Indicações:

Colocação de implantes em áreas com volume ósseo insuficiente

Altura óssea residual alveolar inferior a 10 mm

Menos de 4 mm de largura óssea residual

Sem h/o pathosis ou doenças sinusais

Sem limitações anatómicas apresentadas estruturas anatómicas ou cicatrizes após cirurgia anterior

Reparação de fístulas oroantrais

Reconstrução da fenda alveolar

Lefort 1 down # com enxerto interposicional

Reconstrução do cancro para prótese craniofacial

Contra-indicações:

Contra-indicações médicas gerais

Tratamento de radiação na região maxilar

Sépsis

Fragilidade médica grave

Doença sistémica não controlada

Abuso excessivo de tabaco, álcool ou substâncias psicofobias

Factores locais

Infeção do seio maxilar

Sinusite crónica

Ablação de cicatrizes alveolares de procedimentos cirúrgicos anteriores

Infecções odontogénicas

Lesões inflamatórias ou patológicas

Rinite alérgica grave.

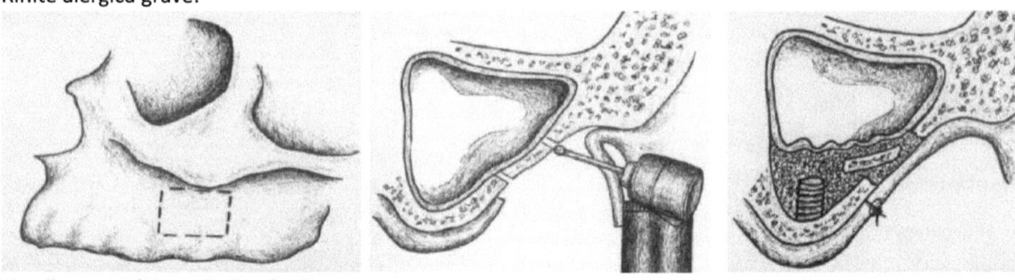

Opções protéticas de implantes:

Para pacientes completamente desdentados

- Prótese sobre implante e tecido suportado

* Todas as próteses sobre implantes

* Reabilitação completa suportada por implantes.

Para pacientes parcialmente desdentados

* Extensão distal da extremidade livre

* Restauração com implante de um único dente.

CAPÍTULO 8. DEFORMAÇÕES SECUNDÁRIAS NAS FENDAS LABIAIS E PALATINAS

INTRODUÇÃO

A cirurgia da fenda primária exige todos os aspectos da habilidade cirúrgica e do sentido estético. Os 2 principais objectivos da intervenção cirúrgica são:

-Para obter uma correção estética aceitável

-Corrigir os elementos funcionais dos esfíncteres labiais e dos tecidos moles e separar as cavidades oral e nasal

Os objectivos desejados nem sempre são alcançados, pelo que são frequentemente necessários procedimentos secundários "não planeados" e "faseados (planeados)". Apesar das técnicas cirúrgicas meticulosas, da cirurgia atempada e dos episódios cirúrgicos mínimos, é inevitável a ocorrência de DEFORMAÇÕES SECUNDÁRIAS. As DEFORMAÇÕES SECUNDÁRIAS são o resultado das tentativas dos médicos para corrigir a deformidade inicial da fenda em combinação com o défice tecidular inerente.

Cirurgia maxilofacial operatória - john.d.langdon e mohan.f.patel.

CLASSIFICAÇÃO

- Deformidade labial e nasal precoce
- Fístula (labial, oronasal e palatal)
- Fenda alveolar
- Incompetência velofaríngea
- Defeitos secundários do esqueleto
- Deformações tardias do complexo nasal

(cirurgia maxilofacial operatória - langdon e patel)

PROCEDIMENTOS

- Revisão dos lábios
- Revisão da cicatriz da fenda labial
- Correção do lábio superior curto
- Riniplastia
- Enxerto secundário em fendas alveolares
- Correção secundária das deformidades do terço médio da face.
- Tratamento de fístulas oronasais em pacientes com fenda palatina.
- Insuficiência velofaríngea.
- Transporte ósseo intra-oral na fissura
- Cirurgia da fenda secundária e fala
- Abordagem ortodôntica no tratamento de fissuras.

(Clínicas de cirurgia oral e maxilofacial da América do Norte 2002)

Protocolo alargado para a operação e o tempo na cirurgia de deformidade da fenda secundária:

Deformity	Surgery	Timing
Velopharyngeal incompetence	Functional repair Pharyngeal flap Augmentation of posterior wall	4 to 6 yrs
Secondary lip deformity	Lip revision Z – plasty V – Y closure	4 to 5 yrs
Alveolar cleft	Alveolar bone graft	6 to 9 yrs
Oronasal fistula	3-layered closure	6 to 9 yrs
Secondary skeletal deformity	Maxillary osteotomy Mandibular osteotmy Mid-face osteotomy	16 + yrs
2' nasal deformity	Open rhinoplasty with grafting.	After osteotomy
Contour defects	Onlay augmentation	Final finish
Soft tissue procedures	Abbe flap Composite grafting Scar revision dermabrasion	" " " "

Deformações labiais secundárias:

1) lábio de espessura total

(a) excesso vertical

(b) deficiência vertical

(c) excesso horizontal (incluindo filtral)

(d) deficiência horizontal (incluindo filtral)

2) Pele

(a) Cicatrizes, marcas de pontos

(b) Perda da coluna filtral

3) Vermelhão - linha branca.

(a) desalinhamento da linha branca

(b) perda do tubérculo

(c) perda do arco do cupido

(d) deformidade do apito

4) Músculo:

(a) união incompleta / má posição.

5) Sulco labiobucal:

(a) deficiência / obliteração.

Revisão da cicatriz da fenda labial:

Para entalhar:

Planear a Z-plastia com membros desiguais. A incisão é feita através da mucosa e das camadas musculares e minada e, em seguida, os retalhos da mucosa são transpostos. O músculo e a mucosa são suturados separadamente

Para a assimetria do arco de cupido:

Incisão ao longo da cicatriz anterior associada a uma zetaplastia ao longo do vermelhão. Em seguida, a mucosa é dividida, o músculo é dissecado da pele e o músculo, a pele e a membrana mucosa são fechados em camadas

Reconstrução secundária dos músculos nasolabiais:

Abertura completa da fenda (desenho da incisão semelhante à incisão de encerramento primário de delair) com dissecção ampla. Em seguida, reposicionamento do septo nasal e reconstrução dos músculos nasolabiais do lado da fenda. Reconstrução do músculo orbicularis oris em 2 planos com deslizamento do lado lateral da fenda sob o lado medial, seguida de reposicionamento da cartilagem alar.

Para defeitos de volume:

Plastia em V-Y

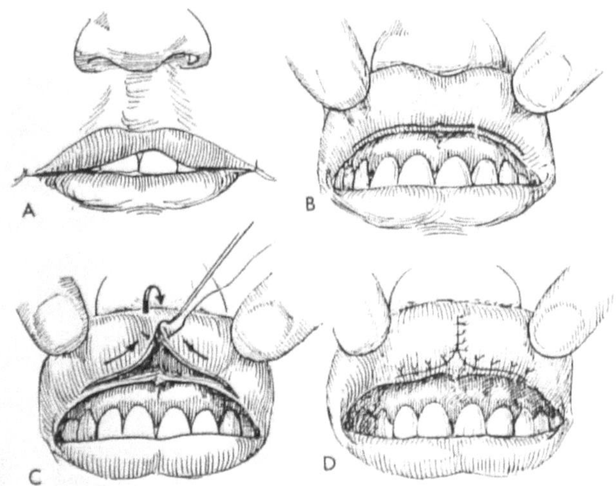

Aba de abelha (discutida mais tarde)

CORRECÇÃO DO LÁBIO SUPERIOR CURTO

Para lábio superior curto Causado por insuficiência do vermelhão

Retalho de avanço Kapetansky-Juri

Desenho do retalho: deve ser feito de forma a que haja 2 retalhos laterais que incluam a maior parte dos segmentos laterais. Superiormente, 1 a 2 mm abaixo da junção mucocutânea e da junção do bordo inferior do vermelhão seco e da mucosa húmida.

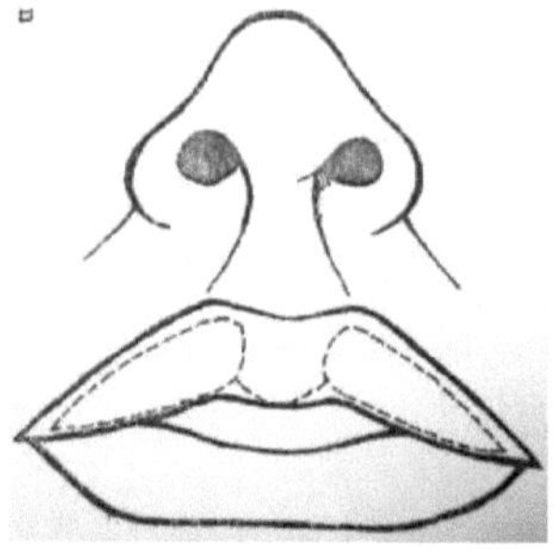 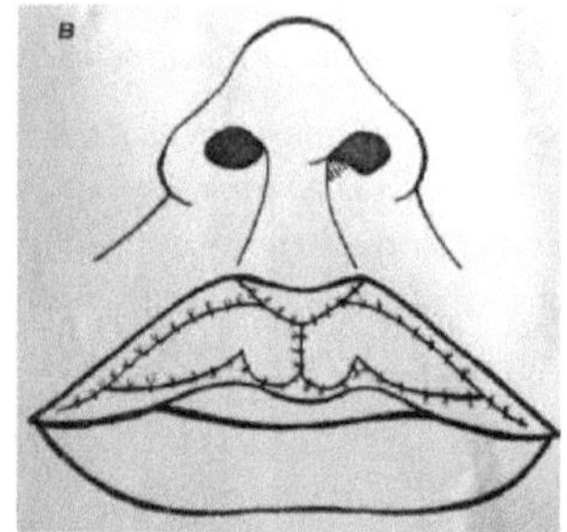

Dissecção do retalho: plano subdérmico e submucoso até à base do nariz e sulco nasolabial. Em seguida, o retalho é mobilizado e os retalhos laterais rodados para dentro e para baixo num ângulo de 90'. O retalho é suturado de forma a que o retalho triangular central do vermelhão seja trazido para baixo e suturado sobre os "ombros" dos retalhos laterais agora em forma de L.

Abbe'flap: (robert abbe-1898)

Desenho da aba: Um filtro normal tem a forma de um trapézio. Mede entre 13 e 15 mm de comprimento, 1 a 1,2 mm ao nível do arco do cupido e 0,5 a 0,7 mm na base columelar (o retalho do lábio inferior deve encaixar perfeitamente no leito recetor). A localização do retalho no lábio inferior depende do arco de rotação.

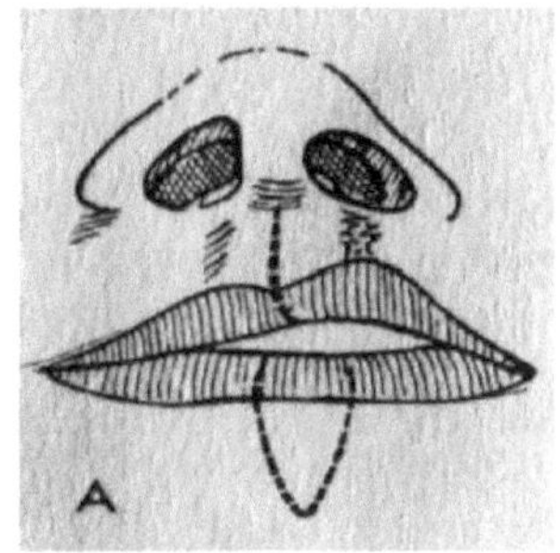
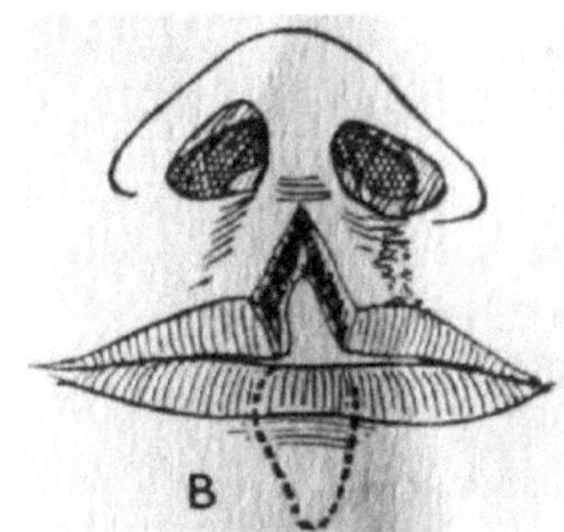

Dissecção do retalho: O retalho inclui os 3 planos do lábio - mucosa, músculo e pele - e a artéria Orbicularis oris é identificada (em baixo).

Aba inserida:

Rotação de 180' apenas com o pedículo orbicular.

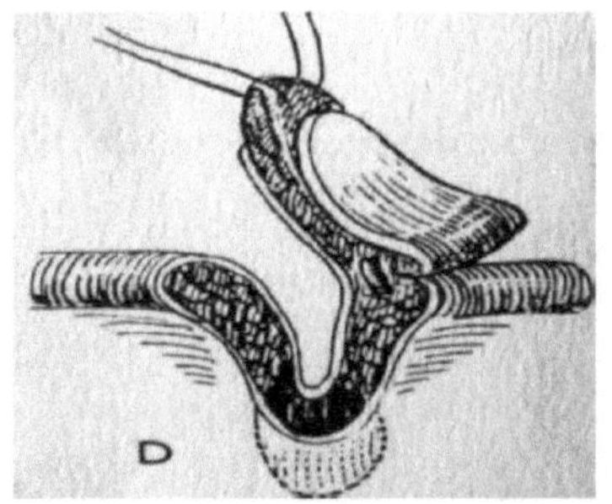
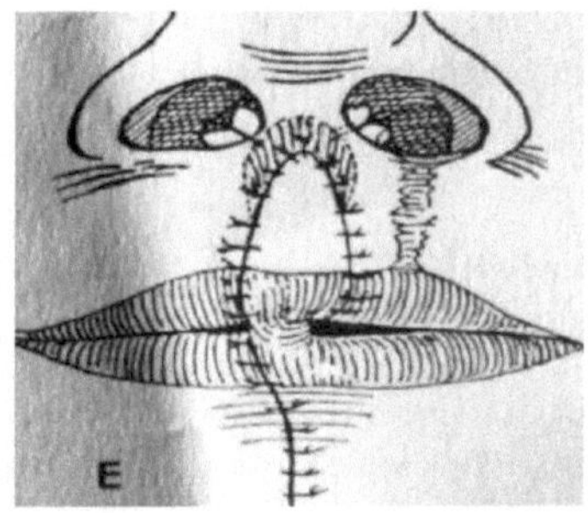

Sutura do retalho: deve haver um fecho de 3 camadas

Divisão do pedículo: Tradicionalmente efectuada às 2-3 semanas, embora alguns autores indiquem 6-8 dias (devido ao abundante fornecimento de sangue na região). A divisão precoce do pedículo minimiza o período de ingestão oral limitada e a higiene oral.

Rinoplastia em pacientes adolescentes com fissura:

Objectivos:

O objetivo principal é restaurar a simetria das cartilagens alares, em segundo lugar, produzir um nariz cosmeticamente aceitável e uma relação harmoniosa entre o lábio reparado e o nariz, em terceiro lugar, criar uma soleira nasal, um pavimento nasal e uma columela de igual tamanho em ambos os lados e, por último, produzir uma asa sem abaulamento e um vestíbulo sem teias.

Características das deformações unilaterais do nariz fendido:

As deformidades unilaterais do nariz fendido são caracterizadas pela presença de uma fístula nasolabial, pré-maxila e segmento maxilar deslocados para o lado não fendido, pirâmide nasal inclinada para o lado fendido, septo nasal curvo e cornetos hipertrofiados, resultando em obstrução das vias aéreas. Além disso, a columela é curta no lado da fenda e a base é desviada para o lado não fendido, com a ponta do nariz e o septo desviados para o lado não fendido. No lado da fenda, o ângulo entre as cruras medial e lateral é excessivamente obtuso, resultando numa cúpula deprimida. A cartilagem do lado da fenda pode ser mais pequena e mais fina e a narina do lado da fenda pode ser mais pequena ou maior.

Características da deformidade nasal fissurada bilateral:

As cruras mediais são deslocadas lateralmente com as bases parcialmente submersas no prolábio. As cúpulas alares estão deslocadas lateralmente e o ângulo entre as cruras medial e lateral é obtuso, o que resulta numa ponta larga e bífida. As cruras laterais estão deslocadas para baixo, o que provoca o encapuzamento da narina e a cartilagem alar pode sobressair no vestíbulo. As bases alares são deslocadas lateralmente, causando um achatamento bilateral do ângulo alar-facial e uma narina larga. Podem estar presentes fístulas nasolabiais.

Reparação da fenda nasal unilateral:

As incisões da rinoplastia aberta devem ser transversais, unidas por incisões marginais bilaterais. A exposição adequada das cruras medial e lateral é importante. A cartilagem lateral inferior é completamente dissecada da pele e da mucosa nasal. As cartilagens são mobilizadas e reorganizadas após a excisão cefálica diferencial da crus lateral no lado fendido e não fendido. As cartilagens são suturadas com suturas de colchão para as fixar. Em alguns casos, é utilizado um enxerto de cartilagem interposicional para a projeção da ponta. O avanço em V-Y é geralmente efectuado para o posicionamento alar com sutura 4-0 na mucosa, 6-0 na pele e tamponamento nasal para suporte.

Reparação bilateral da fenda nasal:

Extensão filtral em forma de V com incisões marginais bilaterais. Também pode ser utilizado um retalho em forquilha de Millard modificado.

Outros procedimentos

Alongamento da columela:

Obtido através da correção da ponta nasal plana com columela curta. Retalho bipediculado na pele e no tecido subcutâneo. Uma cunha de pele removida da parte inferior de cada asa diminui o comprimento vertical da asa. Os retalhos livremente mobilizados são avançados medialmente e suturados juntos na linha média.

Reconstrução da ponta nasal:

Deslocação das cartilagens alares

1) Técnica de Brown e McDowel:

2) Humbytechnique:

3) A técnica de Barsky:

4) Correção de Whitlow e Constable:

Rotações das unidades alares:

1) Blairapproach:

2) A técnica de Joseph:

3) GillieseKilnermethode:

4) Correção de Berkrley:

Enxerto secundário em pacientes com fissura alveolar:

Materiais de enxerto:

- Autogéneo:

o lilac crest

o Tíbia:

o Costela:

o Osso craniano

o Sínfise mandibular

- Alogénico

- Aloplástico

TÉCNICA

A fenda é exposta com o retalho nasal, palatino e oral levantado separadamente. As mucosas nasal e palatina são suturadas separadamente e o enxerto ósseo é colocado de forma muito apertada. O enxerto ósseo onlay é colocado no segmento inferior e na abertura piriforme. O retalho mucoperiosteal bucal é avançado medialmente com uma incisão vertical de alívio e suturado. Colocação de tala palatina macia durante 1 semana

Correção cirúrgica da deficiência do terço médio da face:

Características

- Hipoplasia maxilar - em todas as dimensões

- Prognatismo mandibular devido ao alongamento do corpo mandibular.

- Macrogénese e mordida aberta anterior secundária às condições acima referidas, devido à teoria da matriz funcional da perda

- A descompensação ortodôntica é obrigatória

Objectivos terapêuticos:

- Melhorar a relação músculo-esquelética, dento-óssea e dos tecidos moles

- Melhorar a mastigação e a deglutição

- Melhorar a oclusão

- Melhorar a saúde dentária e periodontal

- Melhorar o bem-estar social e psicológico

- Melhorar a aparência

- Melhorar os resultados ortodônticos

- Melhorar a qualidade do discurso

- Melhorar as vias respiratórias

- Fechar fístulas oronasais

- Estabilizar os segmentos maxilares

- Melhorar os distúrbios da ATM associados

- Limite do período de incapacidade

(resultado desfavorável a longo prazo na cirurgia de fenda labial e palatina - John.f.Helfrick. Kaban)

Procedimentos:

Existem 3 abordagens para a cirurgia:

1. Fístula em fenda e enxerto ósseo alveolar efectuado como procedimento inicial, seguido de osteotomia posteriormente.

2. Osteotomia durante o primeiro procedimento com subsequente encerramento da fístula e enxerto ósseo.

3. Osteotomia, encerramento da fístula, enxerto ósseo e revisão do lábio em simultâneo.

Osteotomia de Lefort I modificada:

Casos de fendas unilaterais:

Incisões bilaterais no sulco e incisões verticais pterigomaxilares. Osteotomia standard de Lefort I com modificação da fenda ou osteotomia alveolar descrita por Samman et al em 1993. Os cortes atravessam o pavimento do seio e a prateleira palatina.

Casos de fendas bilaterais:

Uma abordagem do tipo tideman é mais útil se for necessário efetuar simultaneamente um enxerto alveolar.

Lefort II em pacientes com fissura: Abordagem através de incisões paranasais bilaterais e incisão intra-oral descrita por henderson e jackson (1973)

Osteotomia pré-maxilar em pacientes com fissura: Em pacientes com fissura bilateral não operados, é comum que o segmento pré-maxilar tenda a ir muito além do segmento lateral, dando a aparência de uma pré-maxila de coelho. Incisões vomerianas bilaterais. Osteotomia pré-maxilar. Retentores ortodônticos pós-cirúrgicos.

Fístulas oronasais:

Técnicas cirúrgicas para o encerramento de fístulas:

Fístulas longitudinais ao longo da linha da fenda palatina:

- Procedimento de von Langenbeck modificado.

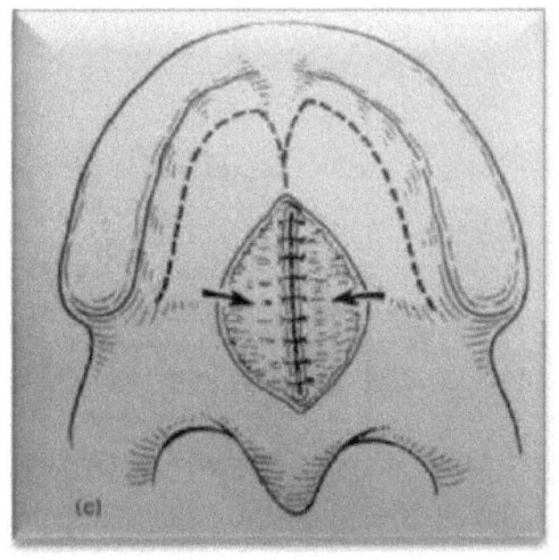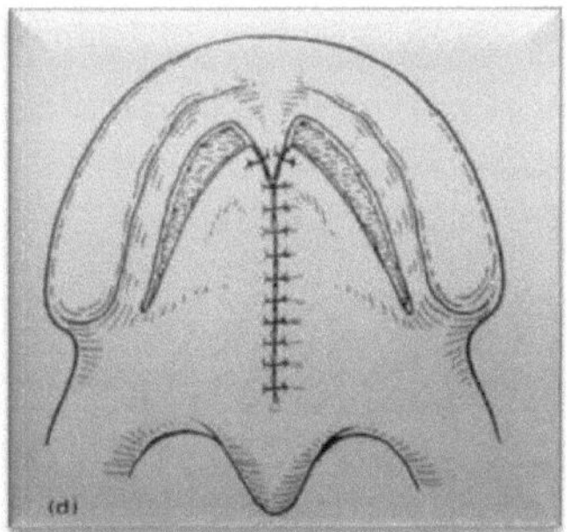

Fístulas palatinas grandes e redondas:

- Virar as abas:

Epitélio colocado na cavidade nasal e com o lado sangrante virado para a boca.

O tecido sangrante é coberto por um retalho rotativo.

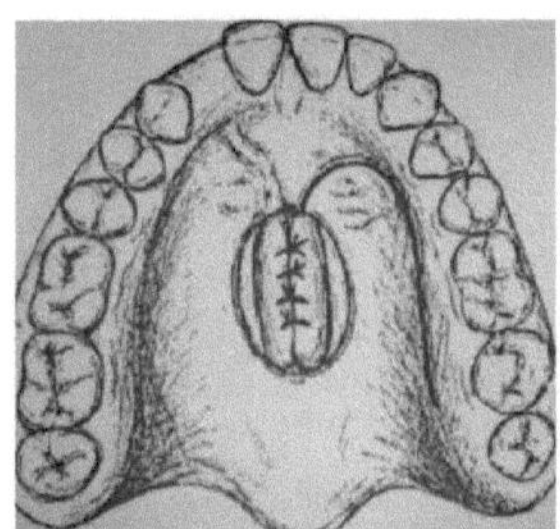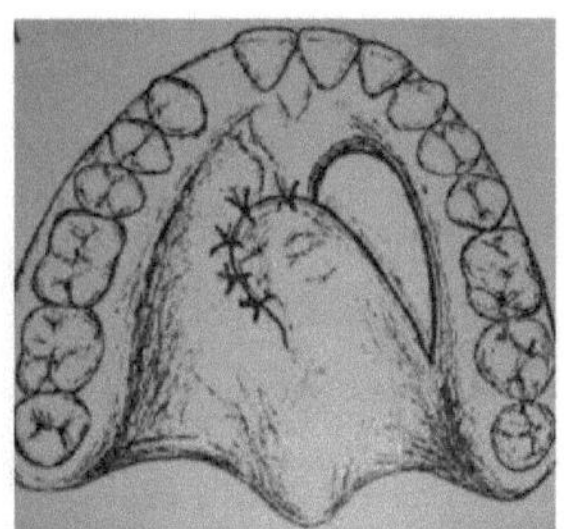

Fístulas do palato mole:

Dividir o tecido na linha média da fístula. Dissecção da mucosa oral da camada muscular subjacente e do pavimento nasal até que ambos os lados possam ser trazidos para a linha média sem tensão.

Músculo e mucosa fechados com pelo menos 2 suturas de colchão.

Abas de língua: (não é o primeiro método de escolha)

Está indicada em defeitos palatinos grandes, palatos com cicatrizes muito profundas e em casos em que as tentativas anteriores de encerramento da fístula não foram bem sucedidas.

Insuficiência velofaríngea:

Objectivos terapêuticos:

- Fornecer um mecanismo para um discurso normal.
- Melhorar o bem-estar social e psicológico.
- Evitar o comprometimento da função respiratória normal
- Evitar a hiponasalidade.
- Eliminar a hipernasalidade.
- Evitar interferir com o crescimento e desenvolvimento maxilofaciais normais.
- Limite do período de incapacidade.

(resultado desfavorável a longo prazo na cirurgia de fenda labial e palatina - John.f.Helfrick. Kaban)

Técnicas de diagnóstico da incompetência velofaríngea:

- Videofluoroscopia

- Nasoendoscopia

- Estudo de fluxo de ar.

Tipos de intervenções cirúrgicas:

- Alongamento do palato mole:

o Reparação funcional do palato mole, se não tiver sido efectuada anteriormente.

o Wardill-kilner empurra para trás.

o Retalho pediculado da mucosa bucal (descrito por Jackson)

- Aumento da parede posterior da faringe (implantes aloplásticos)

- Retalhos faríngeos (com base superior/inferior)

- Faringoplastia

o Faringoplastia com esfíncter de Jackson

o Faringoplastia de Hynes

o palatofaringoplastia

- Palatoplastia revisional - plastia em z de dupla oposição de Furlow.

Retalho faríngeo de base superior:

TÉCNICA:

O palato mole é dividido longitudinalmente - 2 a 3 mm do bordo posterior do palato. O retalho faríngeo de base superior (retalho composto com músculo constritor superior) é levantado da parede posterior da faringe - ao nível da trompa de Eustáquio. O local doador é fechado primariamente e o retalho triangular é levantado na mucosa nasal do palato mole. O retalho faríngeo de base superior é suturado com o revestimento nasal. O cateter é colocado lateralmente e trazido para fora da narina para manter a dimensão da porta lateral e deixado durante 7-10 dias. A mucosa nasal triangular é suturada para cobrir o músculo constritor superior do retalho faríngeo

Jacksons Sphincter faringoplastia:

TÉCNICA

Com base na criação de um esfíncter através da transposição do músculo palatofaríngeo, é efectuada uma incisão vertical ao longo dos pilares amigdalianos posteriores e é levantado um retalho muscular e de mucosa com base superior. A incisão horizontal até à fáscia pré-vertebral une os membros mediais e é efectuada uma incisão transversal. O retalho lateral é transposto para o defeito e os músculos são suturados entre si e à fáscia pré-vertebral. Os bordos medial, lateral e vertical são suturados

Faringoplastia de Hynes:

Os 2 retalhos laterais incluem os músculos salpingofaríngeos, que fazem avançar a parede posterior da faringe.

Palatofaringoplastia:

O retalho faríngeo com base superior é elevado da parede posterior da faringe (incluindo o músculo e a membrana mucosa). É então fixado ao aspeto superior do palato mole, deixando um espaço de ar de cada lado, mas produzindo um controlo mecânico.

Método de Furlow de dupla inversão de Z-plast:

A zetaplastia oral é delineada. O retalho da mucosa oral com base anterior no lado direito da pata é levantado para incluir apenas a mucosa e o tecido glandular. O retalho da mucosa oral com base posterior inclui também o músculo. A zetaplastia nasal é desenhada com o seu membro comum ao longo da linha média do palato, mas com os seus dois outros membros opostos à zetaplastia oral. Assim, o retalho da mucosa nasal com base posterior no lado direito da ponta inclui o músculo. Os retalhos da mucosa nasal são reorientados e suturados em conjunto e o fecho do retalho da mucosa oral é completado com a sobreposição dos músculos de cada lado.

(cirurgia maxilofacial - Peter ward booth - volume 2)

(A distração osteogeniza):

Vantagens em relação ao enxerto alveolar tradicional:

Não há necessidade de enxertos ósseos (portanto não há local doador), Tempo cirúrgico mínimo, Sem hospitalização, Melhoria progressiva com excelente adaptação psicológica, Altura e largura do osso semelhante ao alvéolo adjacente e Excelentes possibilidades para implantes dentários (6-8 meses pós-operatório) Desvantagens

As desvantagens são o tratamento a longo prazo e a cooperação e acompanhamento rigorosos da Pt.

Abordagem ortodôntica no tratamento de pacientes com fissura:

Objectivos do tratamento ortodôntico em crianças com fendas:

• Conseguir uma oclusão e uma estética dento-facial óptimas dentro das limitações impostas pelo desequilíbrio dento-facial.

• Para manter a duração do tratamento num período mínimo.

• Realizar o máximo possível durante os períodos de tratamento ativo.

O Rx Ortodinâmico é efectuado em 3 fases diferentes, dependendo da gravidade da fenda:

1) tratamento ortognático funcional em bebés

2) Correção da mordida cruzada anterior na dentição mista.

3) Rx ortodôntico de dentes permanentes durante a adoloscência, (antes da cirurgia ortognática para deformidade dentofacial).

CONCLUSÃO

A deformidade fissurada secundária é COMPLEXA, COMPOSTA e INEVITÁVEL.

Um procedimento cirúrgico correto e um timing adequado são pré-requisitos essenciais para obter melhores resultados.

REFERÊNCIAS

X Syllabus of Complete Dentures, C. M. Heartwell, Jr., Arthur O. Rahn. Arthur O. Rahn, 4th edition.

X Clinical Dental Prosthetics, A.R. Macgregor., 3rd edition

X An outline of Oral Surgery Part I Killey, Seward e Kay

X Boucher - Tratamento protético para pacientes edêntulos. 10th edição.

X Sheldon Winkler - Fundamentos de prótese dentária completa. 2nd edition.

X Kruger - Livro de texto de cirurgia oral e maxilofacial. 6th edição.

X Peterson - Cirurgia oral e maxilofacial contemporânea. 2nd edition.

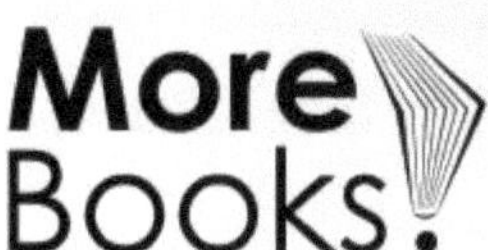

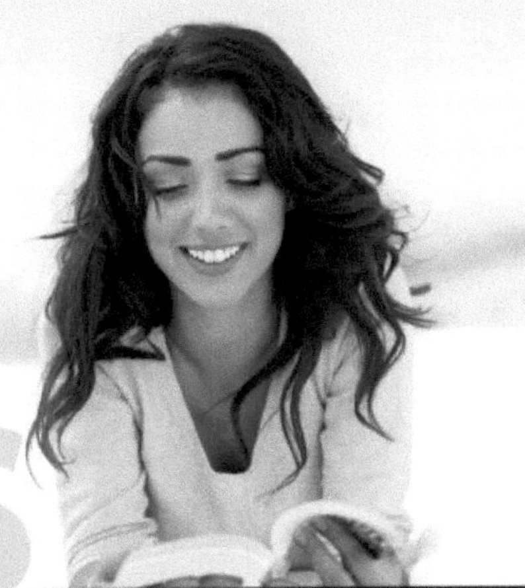

yes
I want morebooks!

Buy your books fast and straightforward online - at one of world's fastest growing online book stores! Environmentally sound due to Print-on-Demand technologies.

Buy your books online at
www.morebooks.shop

Compre os seus livros mais rápido e diretamente na internet, em uma das livrarias on-line com o maior crescimento no mundo! Produção que protege o meio ambiente através das tecnologias de impressão sob demanda.

Compre os seus livros on-line em
www.morebooks.shop

info@omniscriptum.com
www.omniscriptum.com

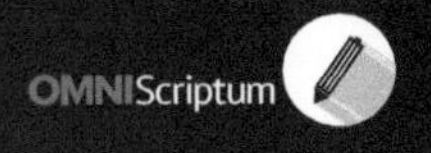

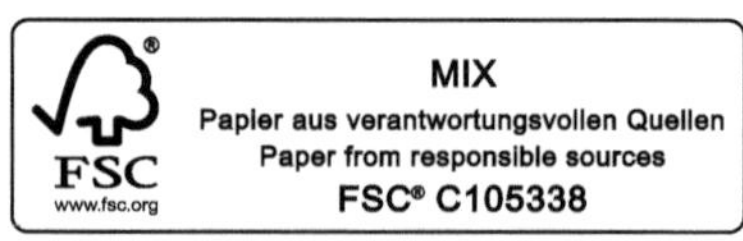

Printed by Books on Demand GmbH, Norderstedt / Germany